泌尿系统疾病知识问答

顾　问：朱小萍
　　　　（中华人民共和国教育部）

主　编：丁　洁
　　　　（北京大学第一医院）

副主编：陈　旻　龚　侃　张宏文
　　　　（北京大学第一医院）

北京大学医学出版社

MINIAO XITONG JIBING ZHISHI WENDA

图书在版编目（CIP）数据

泌尿系统疾病知识问答 / 丁洁主编 . —北京：北京大学医学出版社，2019.5（2020.7 重印）

ISBN 978-7-5659-1964-0

Ⅰ . ①泌…　Ⅱ . ①丁…　Ⅲ . ①泌尿系统疾病－诊疗－问题解答　Ⅳ . ① R69-44

中国版本图书馆 CIP 数据核字（2019）第 045374 号

泌尿系统疾病知识问答

主　　编：丁　洁
出版发行：北京大学医学出版社
地　　址：（100191）北京市海淀区学院路 38 号
　　　　　北京大学医学部院内
电　　话：发行部 010-82802230；图书邮购 010-82802495
网　　址：http://www.pumpress.com.cn
E-mail：booksale@bjmu.edu.cn
印　　刷：中煤（北京）印务有限公司
经　　销：新华书店
责任编辑：王智敏　　责任校对：靳新强　　责任印制：李　啸
开　　本：787 mm×1092 mm　1/32
　　　　　印张：5.75　　字数：126 千字
版　　次：2019 年 5 月第 1 版　2020 年 7 月第 2 次印刷
书　　号：ISBN 978-7-5659-1964-0
定　　价：28.00 元
版权所有，违者必究

编写委员会

（按姓氏汉语拼音排列）

前　言

　　为响应中国科学技术协会科普部和教育部科技司的号召，经教育部生物与医学学部部署，在中国科学技术协会青少年科技中心《高校科普创作与传播试点活动》项目资助下，由北京大学第一医院儿科、肾脏内科、泌尿外科的资深专家联合编撰，精心出版了《泌尿系统疾病知识问答》。本书旨在由大专家写通俗读物，普及基本医学科学知识，介绍医学新技术新进展，以促进大众健康。

　　泌尿系统疾病是危害广大人民健康的常见疾病，既可表现泌尿系统本身的症状，如排尿改变、尿液改变、局部肿块、疼痛等，亦可表现为高血压、水肿、贫血等全身症状；既包括先天性畸形、遗传性疾病、感染、损伤、肿瘤等疾病，又有其特有的疾病，如肾小球肾炎、尿石症、肾衰竭等。其中许多累及泌尿系统中重要脏器——肾脏的疾病，早期常常没有明显的主观异常，容易被忽略而导致延误诊治，因此有人称肾脏疾病是"隐形杀手"。无论成人还是儿童均可发生泌尿系统疾病，疾病谱多样、年龄分布广，给患者及家属带来身心痛苦和沉重的经济负担。因此非常有必要普及相关知识，提高大众对泌尿系统疾病的了解，学习一些保健常识。为此，本书特意邀请多位国内知名专家，结合他们在临床实践中遇到的真实问题，编纂为大家喜闻乐见的一问一答的撰写体式，尽量将深奥难懂的医学科学知识通过"答问"简明扼要地传递给大家。真诚期望通过我们的努力，本书能带给您知识，促进您的健康！

丁　洁

目　录

第一章　　儿科肾脏疾病 ························· 1

第一节　儿科肾脏疾病概述 ················ 1

1. 泌尿系统包括哪些部分？ ············· 1

2. 肾脏有哪些功能？ ·············· 1

3. 小儿泌尿系统有哪些特点？ ·········· 2

4. 孩子晚上多尿是怎么回事？ ·········· 3

5. 孩子尿床是怎么回事？ ············ 3

6. 小儿常见泌尿系统疾病有哪些？ ········ 4

7. 小儿肾脏疾病的常见"信号"有哪些？ ····· 4

8. 小儿肾脏疾病常用检查项目有哪些？ ······ 5

9. 尿常规包括哪些项目？能检测什么病？ ····· 5

10. 尿液化验标本如何留取？ ··········· 6

11. 尿常规结果如何解读？ ············ 6

12. 孩子尿中有泡沫是怎么回事？ ········· 7

13. 孩子尿色发红是怎么回事？ ·········· 7

14. 孩子尿色混浊或有沉淀是怎么回事？ ····· 8

15. 孩子尿中有异味是怎么回事？ ········· 8

16. 孩子眼睛浮肿（水肿）是得了肾病吗？ ···· 9

17. 得了肾病应该去哪里就诊呢？ ········· 9

18. 肾炎和肾病二者有什么区别？ ········· 10

19. 肾脏疾病常用药有哪些？ ··········· 10

20. 什么情况下需要肾活检？ ··········· 11

21. 孩子肾活检危险吗？ ············· 11

22. 肾活检前后需要哪些准备事项？ ········ 12

第二节　肾脏疾病孩子的护理 ············ 12

23. 孩子得了肾脏疾病日常生活应该注意哪些问题？ ······· 12

24. 肾脏疾病的孩子饮食需要注意哪些问题? ……………… 13

25. 肾脏疾病的孩子能吃盐吗? ……………………………… 14

26. 肾脏疾病的孩子能上学吗? ……………………………… 14

27. 肾脏疾病的孩子能进行体育活动吗? ………………… 15

28. 肾脏疾病的孩子中药能治好吗? ……………………… 16

29. 感冒会引起肾脏疾病吗? ………………………………… 16

30. 肾脏疾病会传染吗? ……………………………………… 17

31. 肾脏疾病的孩子能接种疫苗吗? ……………………… 17

32. 肾脏疾病一定会有贫血吗? ……………………………… 18

33. 肾脏疾病一定会有高血压吗? ………………………… 18

34. 长期口服激素有哪些副作用? ………………………… 19

35. 激素治疗应该注意哪些问题? ………………………… 19

36. 其他免疫抑制剂治疗应该注意哪些问题? …………… 20

37. 药物会影响肾功能吗? 哪些儿科常见药物会引起
　　肾损伤? …………………………………………………… 20

38. 肥胖对肾功能或疾病有没有影响? …………………… 21

第三节　血尿 ……………………………………………………… 21

39. 怎样判断是不是血尿? …………………………………… 21

40. 血尿的常见病因有哪些? ………………………………… 22

41. 为什么会出现血尿? ……………………………………… 23

42. 出现了血尿怎么办? ……………………………………… 24

43. 什么是单纯性血尿? ……………………………………… 24

44. 单纯性血尿需要治疗吗? ………………………………… 24

第四节　肾病综合征 …………………………………………… 25

45. 什么是肾病综合征? ……………………………………… 25

46. 肾病综合征的病因有哪些? ……………………………… 25

47. 肾病综合征有哪些临床表现? ………………………… 25

48. 肾病综合征如何诊断? …………………………………… 26

49. 肾病综合征如何治疗? …………………………………… 27

50. 肾病综合征的预后如何? ………………………………… 27

51. 肾病综合征孩子如何预防感染? ………………………… 28

52. 肾病综合征孩子感冒了怎么办? ………………………… 28

53. 肾病综合征孩子能不能接种疫苗? ……………………… 29

54. 肾病综合征孩子将来能结婚生育吗? …………………… 29

55. 肾病综合征有新的治疗方法吗? ………………………… 30

第五节　肾炎 ………………………………………………… 30

56. 什么是急性肾小球肾炎? ………………………………… 30

57. 急性肾小球肾炎的常见病因有哪些? …………………… 30

58. 急性肾小球肾炎的临床表现有哪些? …………………… 31

59. 急性肾小球肾炎如何诊断? ……………………………… 31

60. 急性肾小球肾炎如何治疗? ……………………………… 32

61. 常见的继发性肾小球肾炎有哪些? ……………………… 32

62. 什么是紫癜性肾炎? ……………………………………… 32

63. 紫癜性肾炎的临床表现有哪些? ………………………… 33

64. 紫癜性肾炎如何诊断? …………………………………… 33

65. 紫癜性肾炎如何治疗? …………………………………… 34

66. 紫癜性肾炎预后如何? …………………………………… 35

67. 什么是乙型肝炎病毒相关性肾炎? ……………………… 35

68. 乙型肝炎病毒相关性肾炎的临床表现有哪些? ………… 36

69. 乙型肝炎病毒相关性肾炎如何诊断? …………………… 36

70. 乙型肝炎病毒相关性肾炎如何治疗? …………………… 37

71. 乙型肝炎病毒相关性肾炎预后如何? …………………… 37

72. 什么是狼疮性肾炎? ……………………………………… 38

73. 狼疮性肾炎的临床表现有哪些? ………………………… 38

74. 狼疮性肾炎如何诊断? …………………………………… 39

75. 狼疮性肾炎如何治疗? …………………………………… 39

76. 狼疮性肾炎预后如何? …………………………………… 40

第六节　IgA 肾病 …………………………………………… 40

77. 什么是 IgA 肾病? ………………………………………… 40

78. IgA 肾病的临床表现有哪些? …………………………… 41

79. IgA 肾病如何诊断? ················ 41

80. IgA 肾病如何治疗? ················ 41

81. IgA 肾病预后如何? ················ 42

第七节　遗传性肾脏疾病 ················ 42

82. 肾脏疾病会遗传吗? ················ 42

83. 常见的遗传性肾脏疾病有哪些? ················ 43

84. 遗传性肾脏疾病对小儿有什么影响? ················ 43

85. 遗传性肾脏疾病有哪些特点? ················ 44

86. 遗传性肾脏疾病能治愈吗? ················ 44

87. 遗传性肾脏疾病的诊断手段有哪些? ················ 44

88. 遗传性肾脏疾病可以进行优生优育吗? ················ 45

第八节　儿童泌尿系统感染 ················ 45

89. 孩子总想小便且伴有排尿时疼痛和憋不住尿是
怎么回事? ················ 45

90. 什么是泌尿系统感染? ················ 46

91. 泌尿系统感染的临床表现有哪些? ················ 46

92. 泌尿系统感染如何诊断? ················ 47

93. 泌尿系统感染如何治疗? ················ 47

94. 为什么会反复患泌尿系统感染? ················ 48

第九节　肾衰竭 ················ 49

95. 什么是肾衰竭? ················ 49

96. 小儿肾衰竭常见的病因有哪些? ················ 49

97. 肾衰竭对小儿有什么影响? ················ 50

98. 小儿肾衰竭怎么办? ················ 50

99. 小儿常见的肾脏替代治疗手段有哪些? ················ 50

100. 小儿能进行肾移植吗? ················ 51

101. 小儿肾移植和成人有什么不同? ················ 51

第二章　肾脏内科疾病 ···53

第一节　肾脏疾病概述 ···53

1. 哪些人群容易患肾脏疾病？ ·······························53
2. 如何预防肾脏疾病？ ···54
3. 腰痛是否是患了肾脏疾病？ ·······························55
4. 浮肿是否是患了肾脏疾病？ ·······························56
5. 单纯血尿是否需要积极治疗？ ···························58
6. 哪些药物会损害肾脏？ ···59
7. 哪些肾脏疾病的患者需要接受肾穿刺活检？ ·······60
8. 肾穿刺活检手术前后有哪些注意事项？ ·············61
9. 应用激素治疗肾脏疾病时应注意哪些问题？ ·······62
10. 应用免疫抑制剂治疗肾脏疾病时应注意哪些问题？ ·······63
11. 肾功能不全有哪些常见的症状？ ·······················64

第二节　肾脏疾病患者日常注意事项 ···············66

12. 血液中尿酸增高应该如何进行饮食和药物处理？ ···66
13. 慢性肾脏病患者如何控制蛋白质的摄入？ ·········67
14. 高磷血症的患者如何控制磷的摄入？ ···············68
15. 高钾血症的患者如何控制钾的摄入？ ···············69
16. 慢性肾脏病患者如何控制盐的摄入？ ···············71
17. 慢性肾脏病患者如何控制血压？ ·······················71
18. 慢性肾脏病患者感冒了该怎么办？ ···················73
19. 早期糖尿病肾病有哪些表现，如何预防？ ·········73
20. 肾脏疾病患者能结婚生孩子吗？ ·······················75
21. 妊娠期常见的肾脏疾病有哪些？ ·······················76
22. 如何预防慢性肾脏病急性加重？ ·······················77

第三节　透析治疗 ···78

23. 什么情况下需要进行透析治疗？ ·······················78
24. 透析的方式有哪些？各有什么优缺点？如何进行
　　选择？ ···79

25. 如何进行内瘘的保护？ ……………………………………… 81

26. 如何更换腹膜透析液？如何降低感染风险？ ………… 82

27. 如何护理好腹膜透析管外出口？ ………………………… 84

28. 外出口怎样进行早期和晚期护理？ ……………………… 86

第三章　泌尿外科疾病 ……………………………………………… 88

第一节　肾移植 ………………………………………………… 88

1. 什么情况下需要进行肾移植？ ………………………… 88

2. 什么是肾移植？需要切除原来的肾吗？ …………… 89

3. 任何人都可以捐献肾脏？供体需要什么条件？ ……… 90

4. 接受肾移植需要哪些条件？ …………………………… 90

5. 肾源是如何保存的？可以保存多久？ ……………… 91

6. 捐献肾脏会出现哪些问题？人体少了一个肾脏影响
生活吗？ ……………………………………………………… 92

7. 如果需要肾移植，从活体身上获得的肾更好还是从
尸体身上获得的肾更好？ ……………………………… 92

8. 接受肾移植后能维持多久？容易发生哪些问题？ …… 93

9. 接受肾移植后需要服药吗？ …………………………… 94

10. 接受肾移植后，日常生活需要注意些什么？ ……… 95

第二节　泌尿系统肿瘤 ……………………………………… 96

11. 发现一侧阴囊没有睾丸（隐睾）怎么办？有患睾丸癌的
风险吗？ ………………………………………………………… 96

12. 做了隐睾手术还有患睾丸癌的风险吗？ ……………… 97

13. 睾丸癌的症状是什么？如何早期发现？ ……………… 98

14. 睾丸癌如何治疗？ ……………………………………… 99

15. 包皮过长有什么危害？与阴茎癌的关系？ …………… 100

16. 阴茎癌该怎么早期发现与诊断？ ……………………… 101

17. 阴茎癌怎么治疗？ ……………………………………… 101

18. 无痛性肉眼血尿需要警惕什么恶性疾病？ ………… 102

19. 哪些因素容易诱发膀胱癌？ ……………………………… 103

20. 如何早期发现膀胱癌？如何诊断？ …………………… 103

21. 膀胱癌如何治疗？什么情况下做经尿道膀胱肿瘤切除？
　　什么情况下做膀胱全切手术？ ……………………… 104

22. 膀胱全切以后如何排尿？ ……………………………… 105

23. 膀胱内灌注治疗是怎么回事？ ………………………… 106

24. 什么是上尿路移行细胞癌？怎么诊断？ ……………… 107

25. 中药与移行细胞癌有什么关系？ ……………………… 107

26. 肾盂癌和输尿管癌该怎么治疗？ ……………………… 108

27. 肾癌是两个肾一起发病还是单侧发病？是单个肿瘤
　　还是多发肿瘤？ ………………………………………… 109

28. 肾癌常见吗？哪些人容易得肾癌？ …………………… 109

29. 肾癌有什么症状？通常是如何发现的？ ……………… 109

30. 肾癌如何治疗？ ………………………………………… 110

31. 微创的手术方法有什么好处？ ………………………… 111

32. 肾癌手术安全吗？有哪些常见的问题？ ……………… 112

33. 肾癌会转移吗？转移了就无法治疗了吗？ …………… 113

34. 肾癌手术治疗后还会复发吗？复发了怎么办？ ……… 113

35. 肾癌手术后日常生活需要注意哪些方面？ …………… 114

第三节　泌尿系统结石 ……………………………………… 115

36. 尿石症是什么？病因有哪些？ ………………………… 115

37. 尿石症对泌尿系统有哪些损害？ ……………………… 116

38. 结石是什么？包括哪些类型？ ………………………… 117

39. 尿石症患者常用的实验室检查有哪些？ ……………… 117

40. 尿石症患者常用的影像学检查有哪些？ ……………… 118

41. 肾结石的临床表现与诊断？ …………………………… 120

42. 肾结石有哪些治疗方法？ ……………………………… 121

43. 输尿管结石的临床表现与诊断？ ……………………… 122

44. 输尿管结石有哪些治疗方法？ ………………………… 122

45. 膀胱结石的临床表现与诊断方法有哪些？ …………… 123

46. 膀胱结石有哪些治疗方法？…………………………… 124

47. 尿道结石的临床表现与诊断方法有哪些？…………… 124

48. 尿道结石有哪些治疗方法？…………………………… 125

49. 饮食成分对结石形成有哪些影响？…………………… 125

50. 结石患者应如何管理饮食？…………………………… 126

51. 什么是体外冲击波碎石术？…………………………… 127

52. 什么是经皮肾镜取石术？……………………………… 128

53. 什么是输尿管镜取石术？……………………………… 128

第四节　泌尿系统感染 ………………………………… 129

54. 什么是泌尿系统感染？………………………………… 129

55. 泌尿系统感染是如何发生的？………………………… 130

56. 泌尿系统感染为什么更青睐女性？…………………… 131

57. "尿频、尿急、尿痛" = 泌尿系统感染？…………… 131

58. 怀疑泌尿系统感染的患者应做哪些检查？…………… 132

59. 在做相关检查前应注意什么？………………………… 133

60. 怎么看尿常规化验单？………………………………… 134

61. 有的患者泌尿系统感染为什么会反复发作？………… 135

62. 如何减少导尿管相关的泌尿系统感染？……………… 136

63. 泌尿系统也会出现结核吗？…………………………… 136

64. 性病和泌尿系统感染是不是一回事？………………… 137

65. 泌尿系统感染患者的一般处理有哪些？……………… 138

第五节　前列腺疾病 …………………………………… 139

66. 什么是前列腺？常见的前列腺疾病有哪些？………… 139

67. 前列腺炎是什么？有哪些类型？……………………… 139

68. 前列腺炎常见的临床表现是什么？…………………… 140

69. 前列腺炎与哪些疾病表现类似？……………………… 141

70. 前列腺炎有哪些诱因？如何预防？…………………… 142

71. 前列腺炎影响男性性功能吗？会引起不育吗？……… 143

72. 前列腺炎如何治疗？…………………………………… 144

73. 什么是良性前列腺增生，有哪些临床表现？………… 145

74. 前列腺增生有哪些并发症？这些并发症有何严重
危害？ ················ 145

75. 如何明确良性前列腺增生的严重程度？ ········· 146

76. 良性前列腺增生常用的检查有哪些？ ··········· 147

77. 良性前列腺增生有哪些治疗方法？ ············· 149

78. 治疗良性前列腺增生的常用药物有哪些？ ········· 149

79. 哪些良性前列腺增生的患者需要手术治疗？
手术治疗方式有哪些？ ················ 150

80. 前列腺增生患者接受经尿道前列腺电切术（TURP）
治疗后应注意什么？ ················ 151

第六节　男科疾病 ···················· 152

81. 隐睾是怎么回事儿？ ················ 152

82. 阴茎多大才算正常？ ················ 153

83. 勃起功能障碍如何治疗？ ·············· 154

84. 怎样才算"早泄"？ ················ 155

85. 什么是包茎、包皮过长？ ·············· 156

86. 什么是不育症？ ·················· 156

87. 不育症应该做哪些检查？ ·············· 157

88. 精液常规结果怎么看？ ··············· 157

89. 精索静脉曲张一定要治疗吗？ ············ 158

90. 不射精是怎么回事？ ················ 159

91. 包皮垢突然多怎么办？ ··············· 160

92. 龟头红肿怎么办？ ················· 161

93. 精液颜色异常是怎么回事？ ············· 162

94. 喝可乐真的杀精吗？ ················ 163

95. 严重遗精怎么办？ ················· 164

96. 两侧睾丸不一样大是病吗？ ············· 164

97. 阴茎弯曲需要治疗吗？ ··············· 166

98. 什么是异常勃起？ ················· 167

第一章　儿科肾脏疾病

第一节　儿科肾脏疾病概述

1. 泌尿系统包括哪些部分?

泌尿系统包括肾脏、输尿管、膀胱和尿道四个部分。其中,肾脏位于腹后壁脊柱两侧,左右各一,形似蚕豆,每个约拳头大小,主要作用为通过排泄体内代谢产物、调节水和电解质平衡以维持人体内环境稳定以及内分泌功能。输尿管上接肾脏,下连膀胱,是一对细长的管道,其主要作用是将肾脏所排泄的尿液引入膀胱。尿液在肾脏持续不断地生成,而排尿是间断的,这其中的转变,便是由膀胱的功能完成的。尿液由肾脏生成后经输尿管流入膀胱,在膀胱中贮存。膀胱是一个囊状结构,位于盆腔内。当尿液贮积到一定量之后,就会产生尿意,在神经系统的支配下,由尿道排出体外。

2. 肾脏有哪些功能?

肾脏的主要功能有:①维持人体内环境稳定。肾脏的基本结构和功能单位称为肾单位,由肾小体和肾小管组成。其中肾小体像一个"滤器",当血液流经此处时,血细胞和大分子蛋白质不能通过、仍留在血管内,而其他成分均能通过"滤器"滤出，这些滤出的液体称为原尿。原尿流经之后的"管路"（肾小管）途中，由于此"管路"具备重吸收、分泌和参与尿液浓缩及稀释的功能，原尿中 99% 水分、电解质及营养物质被吸收回到体内，代谢产物等则参与最终尿液的形成（称为"终尿"）。在此复杂的过程中，肾脏通过排泄体内代谢产物、调节水和电解质平衡达到维持人体内环境稳定的作用。②肾脏能分泌多种激素及血管活性物质如肾素、前列腺素、促红细胞生成素、$1,25-(OH)_2-D_3$ 等，进而调节人体血压、红细胞生成和骨骼生长等。

3. 小儿泌尿系统有哪些特点?

　　小儿泌尿系统不同组成部分各有特点：①肾脏。其大小随年龄变化。年龄越小，肾脏相对越重；婴儿肾脏位置较低。儿童肾脏虽具备大部分成人肾的功能，但其发育是由未成熟逐渐趋向成熟，出生后肾脏功能基本具备，但调节能力弱，贮备能力差，特殊情况下易出现功能紊乱，一般至 1 ～ 2 岁才接近成人水平。可表现为输液过快易水肿；入量不足易脱水，甚至诱发肾功能不全；特殊情况下易发生内环境紊乱等。②输尿管。婴幼儿长而弯曲，管壁发育不良，容易受压及扭曲而导致梗阻，发生尿潴留而诱发感染。③膀胱。位置高，充盈时腹腔容易触到，随年龄逐渐下降至盆腔。④尿道。女婴尿道短，外口暴露又接近肛门，易受细菌污染。男婴尿道虽长，但常有包茎和包皮过长，尿垢积聚时也易引起感染。⑤不同年龄段小儿排尿次数及正常尿量个体差异大。

4. 孩子晚上多尿是怎么回事?

正常情况下，人体具有自我调节功能，在夜间的排尿量少于白天。儿童平均在 1 岁至 1 岁半时肾脏功能发育成熟、达到成人水平，平均 3 岁时学会控制排尿。多种原因，包括睡前过多饮水、肾脏浓缩功能异常、尿崩症等，都可能导致孩子夜间多尿。如果调整生活习惯后夜间多尿仍持续存在，甚至伴随贫血、生长落后等症状，一定要到医院就诊除外病理性因素，特别是肾小管相关疾病。

5. 孩子尿床是怎么回事?

尿床可以说是每个孩子都必然会经历的过程，甚至可以说哪个孩子小时候不尿床呢。但是大家都知道，随着孩子逐渐长大，就应该不再尿床了。正常孩子的排尿发育是随着年龄逐渐成熟的。目前认为，到 5 岁大部分孩子都应该具有基本的控尿和排尿能力。而当超过自主控制膀胱的年龄后，仍然有睡眠中不自主排尿，也就是尿床现象时，就称为遗尿症。目前，我国普遍采用的遗尿症的诊断标准是，年龄超过 5 岁的孩子，夜间遗尿达到或超过每周 2 次，且持续时间至少 3 个月。

导致遗尿症的原因是多种多样的，包括遗传因素、发育延迟、心理因素等，其中最重要的机制是尿床的孩子夜间尿量增多，膀胱容量偏小以及尿床的孩子具有睡眠觉醒障碍，也就是当孩子夜间膀胱充满需要排尿时，孩子不能醒过来，就尿床了。

6. 小儿常见泌尿系统疾病有哪些?

小儿常见泌尿系统疾病包括泌尿系统感染（尿路感染）、肾小球疾病、肾小管疾病和泌尿系畸形。其中，泌尿系统感染是小儿常见感染性疾病，其发生率仅次于呼吸道、消化道感染，尤以婴幼儿多见。常见的肾小球疾病有急性链球菌感染后肾小球肾炎、肾病综合征、IgA肾病、紫癜性肾炎、狼疮性肾炎。常见肾小管疾病为肾小管酸中毒。泌尿系畸形中较常见的为隐睾、肾积水、尿道下裂，需要至小儿泌尿外科就诊。此外，血尿特别是无症状血尿是小儿泌尿系统疾病最常见的症状，当病因不能明确时，长期随访动态观察最为重要，避免不必要且昂贵的检查以及乱用药物。

7. 小儿肾脏疾病的常见"信号"有哪些?

①尿液外观（尿量、颜色、气味）：无论尿量增多还是减少，都可能是肾脏疾病的表现，特别是夜间多尿往往提示肾功能减退。当尿色呈洗肉水色、茶水色时，至少行尿常规检查以明确肾脏是否出现问题。尿中泡沫不易消散时需警惕蛋白尿可能。新鲜尿液有氨味时需注意膀胱炎可能，至少行尿沉渣显微镜检查。②患儿出现尿频、尿急、尿痛情况一定注意泌尿系感染的问题。③患儿5岁以后仍夜间尿床，需至遗尿门诊就诊。④水肿：肾脏疾病水肿的特点是眼睑或颜面部水肿，晨起为著，严重的水肿可出现在身体低垂部位，如脚踝、双下肢等。⑤贫血：当患儿出现不明原因面色苍黄时一定行肾功能检查。⑥高血压：患儿可能有头痛、头晕、视物模糊等症状，但有些患儿由于长期血压较高，对高血压症状已耐受，可以没有不适感

觉。⑦生长缓慢：当患儿出现不明原因生长缓慢时一定至肾脏专科门诊就诊除外肾脏疾病。⑧其他：如不明原因皮肤瘙痒、恶心呕吐、食欲下降、乏力，及时行肾功能检查。

8. 小儿肾脏疾病常用检查项目有哪些？

有以下一些：①尿液分析。是肾脏疾病检查的主要内容。包括一般性状检查（尿量、外观、气味、比重和酸碱度）、化学检查（尿蛋白、尿糖和酮体）、显微镜检查（细胞、管型、结晶体及病原体）、尿蛋白电泳、渗透压、尿离子、尿酶、尿氨基酸、尿细菌学等。②血液检查。根据病情需要选择检查血常规、红细胞沉降率、肝肾功能、电解质、血脂、凝血功能、病原学感染证据（如抗链球菌素"O"，各种病毒相关抗原和抗体）、免疫球蛋白、补体、自身抗体谱等。③影像学检查。最常用的为泌尿系B超，可了解肾脏、输尿管和膀胱有无异常。此外，尚有腹部平片、排尿性膀胱尿路造影、泌尿系磁共振成像（核磁）、泌尿系CT、放射性核素检查等。④肾穿刺活组织检查。包括光镜、电镜、免疫荧光检查，以明确病理分型、病变严重程度及活动情况，对诊治及估计预后起重要作用。

9. 尿常规包括哪些项目？能检测什么病？

尿常规检查项目包括干化学分析（尿液颜色、透明度、蛋白质、隐血、白细胞定性、亚硝酸盐、酸碱度、比重、尿糖定性、酮体、胆红素及尿胆原）和显微镜检查（细胞、管型和结晶体）。

尿常规能检测的疾病包括：①肾小球疾病。可通过尿蛋白和尿沉渣镜检红细胞得到初步提示。②肾小管疾病。尿比重可粗略反映肾小管浓缩稀释功能。③泌尿系统感染。尿亚硝酸盐阳性及尿沉渣镜检白细胞＞5/高倍视野（HP）高度提示泌尿系统感染（尿路感染）。④其他系统疾病如糖尿病、肝胆疾病，可分别通过尿糖、尿酮体、尿胆红素提示。

10. 尿液化验标本如何留取？

尿液标本的正确收集、留取、保存和尿量的准确记录，对保证检验结果的可靠性十分重要。①尿常规检验：留取清晨首次尿为好，由于晨尿比较浓缩和酸化，可获得较多信息，如蛋白、细胞和管型等。标本应在收集后2小时内检查完毕。收集标本的容器应清洁干燥，留取尿液不少于 10 ml。女童避开月经期，防止阴道分泌物混入。②尿培养标本：先清洁、消毒尿道口，留取一定量的中段尿液在无菌加盖容器内，避免污染容器内面，及时送检。③ 24 小时尿标本：将尿液收集当日早晨 7 点以后至第二日早晨 7 点的尿液收集到一个清洁的大容器内（前一日 7 点的尿弃去，第二日 7 点的尿留下），测量 24 小时尿量并记录于化验单上，将 24 小时尿液混合均匀后留取 10 ml 及时送检。

11. 尿常规结果如何解读？

①尿液外观：包括尿液颜色和透明度。正常新鲜尿液多透明呈淡黄色。尿液颜色改变和颜色深浅受食物、药物和尿量影响较大。②尿比重：受尿液中水分、盐类、有机

物含量、蛋白、尿糖以及细胞成分的影响。正常情况下波动于 1.015～1.025。③酸碱度：正常尿液 pH 约为 6.5，有时可呈中性或弱碱性。疾病、用药、饮食及尿液放置过久可影响尿液酸碱度。④蛋白质：一般正常人每日排出蛋白质量比较少，常规定性检测为阴性。⑤细胞：正常尿中含少量红、白细胞和上皮细胞。若尿沉渣镜检红细胞＞3/HP 提示血尿、白细胞＞5/HP 提示白细胞尿。⑥管型：正常尿液中没有管型，或偶见少数透明管型。⑦尿糖定性：正常尿液尿糖定性试验为阴性。尿糖阳性应注意除外糖尿病、肾性糖尿。⑧尿胆红素：正常人尿中检不出胆红素。若尿中胆红素明显增高提示可能存在肝胆疾病。

12. 孩子尿中有泡沫是怎么回事？

尿中有泡沫与排尿时的冲力和尿液浓缩有关。也就是说，排尿时冲力较大，尿中会产生较多泡沫；尿液越浓缩，也越容易产生泡沫。因此，尿中有泡沫可以是正常现象。但是蛋白尿、泌尿系感染时可以排泡沫尿，这种泡沫的特征是较细小，且不易消散。因此，当孩子出现尿中泡沫不容易消散现象时需去医院做进一步检查，以明确是否存在肾脏疾病。

13. 孩子尿色发红是怎么回事？

尿液发红要高度怀疑血尿的可能，但仍不能排除其他因素干扰而造成假阳性的可能，如孩子摄入含大量人造色素（如苯胺）、食物（胡萝卜、红心火龙果）或药物（利福平、大黄、维生素 B_2、非那西汀），尿色可以发红，新生儿尿中尿酸盐可使尿布变红。酱油色尿多见于肌红蛋白尿，尿常规检查显示隐血试验阳性、镜检无红细胞；卟啉尿呈红葡萄酒色，尿常规检查显示隐血试验阴性、镜检无红细胞。所以尿液发红不一定是血尿，要去医院确诊。有时血尿也不一定都是红色的，可能为茶水色、洗肉水色。

14. 孩子尿色混浊或有沉淀是怎么回事？

　　人的尿液是体内各种代谢废物自肾脏排泄而出的，其成分可以影响尿液的颜色和透明度。尿液浑浊可以是疾病所致，也可能是一种生理现象，须细致地观察尿液变化过程加以判断。正常人的尿在新鲜时是澄清透明的，颜色淡黄或无色。但放置一段时间后，尿中的各种盐类（如尿酸盐、磷酸盐、碳酸盐等）便会结晶析出来，使尿的下部分呈浑浊的白色，这是一种生理现象。另外，许多疾病状态可以使尿液颜色改变、混浊，如痛风孩子尿中大量尿酸结晶后可形成细小的黑褐色沙粒沉淀，淋巴系统疾病时尿呈乳白色或有时伴胶冻状小凝块，泌尿系统感染时尿中大量白细胞和炎症组织碎片可使尿液呈污白而浑浊，一些特殊食物或药物也可使尿颜色改变。如果发现尿色异常或有沉淀，可去医院做一个尿常规检查和尿沉渣镜检分析，如果没有异常就可除外病理状态。

15. 孩子尿中有异味是怎么回事？

　　有的家长会发现，孩子有时候尿中会有异味，这是怎么回事呢？孩子尿中有异味往往是疾病的警示。最常见的是尿中有氨味或者恶臭味，往往提示泌尿系统感染，是因为尿液中的细菌分解尿素所导致的。如果新排出来的尿液就有氨味或者恶臭味，常提示泌尿系统有细菌感染。另外，一些代谢性疾病导致代谢产物在尿中浓度过高，也会产生与正常儿童尿液不同的味道。如糖尿病的孩子尿液会有甜水果味，糖尿病酮症酸中毒的孩子尿液会有烂苹果味，一种特殊的遗传代谢病苯丙酮尿症的孩子尿液会有鼠尿味。因此，当家长发现孩子尿液有特殊味道时，一定不能大意，要及时就医。

16. 孩子眼睛浮肿（水肿）是得了肾病吗?

眼睛浮肿（水肿）是肾病（肾脏疾病）的一个表现之一，但不是所有眼睛浮肿都提示肾脏疾病。眼睛局部疾病或皮肤过敏、睡前饮水过多、睡觉姿势异常如头朝下、睡眠不足等原因都可使晨起眼睛浮肿。除了肾脏疾病，心脏疾病、肝脏疾病也可以引起眼睛浮肿。如果是肾脏疾病引起的眼睛浮肿，可能还会伴有尿色异常如红色尿、尿中泡沫增多、尿少、四肢或其他部位水肿等。因此，如果孩子出现眼睛浮肿，除外睡前饮水过多、睡觉姿势异常、睡眠不足等生理原因，可以先做一个尿常规检查，如果正常基本可以排除肾脏疾病，如果有蛋白尿或者血尿，多支持肾脏疾病可能。

17. 得了肾病应该去哪里就诊呢?

孩子是父母的心头肉，看到自己的孩子得了肾病综合征，心里十分着急，不知道该怎么办才好，有些家长病急乱投医，或者有些家长盲目迷信中医或偏方。肾病综合征是一种专科性比较强的疾病，普通医院儿科往往不能做出专业诊治指导，或者不具备相应的检查手段或技术。因此，建议如果孩子明确诊断或者怀疑肾病综合征，应该去具有儿科肾脏专业的专科医院进行就诊。另外，肾病综合征是一种慢性病、长期病，应该听从专业医师的指导，定期复查、随诊、调药。肾病综合征正规治疗就是激素或免疫抑制剂，中医药或许有辅助作用，但绝不可能根治。

18. 肾炎和肾病二者有什么区别？

人们通常说"肾炎"或"肾病"，其实这都是很泛泛的说法，很"不严谨"，更不能因此就"对症下药"。一般来讲，"肾炎"血尿更明显些，"肾病"更多表现为蛋白尿或者浮肿；但"肾炎"或"肾病"既不特指某一种肾脏疾病，也不能说明疾病的严重程度，绝不能一概而论。孩子的具体病因、诊断和治疗方案，一定需要儿童肾脏专科医生的意见。

19. 肾脏疾病常用药有哪些？

肾脏疾病的治疗药物种类很多，常用的有激素、免疫抑制剂、利尿剂、降压药和抗凝药等几大类。肾脏病用药具有比较强的个体化的特点，具体治疗方案需要根据孩子的临床表现、病因诊断和肾脏病理等，不能一概而论。当孩子的病情需要使用激素和（或）免疫抑制剂时，即便药物本身可能有一定的副作用，也需要听从医生的建议、权衡利弊使用，不要"因噎废食"；因为很多情况下药物的正作用远大于副作用，而且副作用是可以检测的、在一定程度上是可以避免的。此外，肾脏病多为慢性病，常需要长期治疗，家长应当做好充分的心理准备，和孩子一起坚持并配合正规治疗、随访调药，只有这样才能保证孩子有良好的长期预后。

20. 什么情况下需要肾活检？

通过肾活检，医生能够在显微镜下更加"清晰"地看到孩子肾脏的病理改变，这对于肾脏疾病的诊断、病情轻重乃至未来转归的判断非常有帮助；而且根据肾活检的结果，医生能够为孩子制订更加"合适"的治疗方案。一般情况下，当孩子的肾脏原发病诊断不清、无法判断病情严重程度、病情较重或治疗效果不满意时，医生会考虑进行肾活检、根据病理结果来明确诊断、指导治疗。例如：持续尿色异常（肉眼血尿），激素耐药肾病综合征，持续存在的血尿和蛋白尿，继发性肾脏疾病（狼疮性肾炎或者紫癜性肾炎），肾功能异常或长期服用环孢素或他克莫司等。但是在实际的临床工作中，在决定孩子是否需要进行肾活检时，医生经常需要考量权衡多方面的因素，家长应当听从主管医生的意见。

21. 孩子肾活检危险吗？

目前儿童肾活检的技术已经很成熟，是比较安全的操作。同时，孩子每侧肾脏有一百多万个肾单位（肾小球），而每次活检取出的组织中只有 10 ～ 40 个不等的肾单位，对孩子的影响微乎其微。当然，也有些并发症难以完全避免，如部分孩子在肾活检之后出现血尿、原有血尿加重或肾周血肿；即便如此，多数孩子经卧床休息、多饮水、对症处理后可基本恢复，家长不必过度紧张。

22. 肾活检前后需要哪些准备事项?

肾活检之前应充分和医护人员沟通、了解注意事项，确保孩子提前练习憋气、床上排尿、床上饮水进食，同时注意缓解孩子紧张情绪；肾活检后注意多饮水，24小时内卧床休息，1～2周内避免腰部过度用力、剧烈活动，密切观察有无尿色加深、腹痛加重、面色苍白等情况，孩子如有不适及时告知医务人员。此外，低龄儿童由于不能配合憋气，可能需要在肾穿刺时进行镇静，要向医生了解相应的注意事项。

第二节　肾脏疾病孩子的护理

23. 孩子得了肾脏疾病日常生活应该注意哪些问题?

对于得了肾脏疾病的孩子，正确的家庭护理非常重要，有助于孩子的病情恢复和身心健康。日常生活中，以下几点要特别注意:①要注意饮食卫生、合理膳食，避免暴饮暴食，少吃油炸食品、零食、饮料、方便面等，水肿期间要避免吃咸菜等含盐量较高的食物;②适当的体育锻炼，如每日有氧运动30分钟;③注意养成良好的卫生习惯，如勤洗手、少去人员密集场所，尽可能避免感染;④如有明确过敏原要避免接触;⑤一定要遵从医生的医嘱，积极配合治疗，按时按规定服药、定期至医院复诊;⑥此外，家长也要有意识地关注孩子的心理健康，特别是进入青春期之后，如病情允许应正常上学，多结交同年龄的朋友。当然，家长自身注意配合并保持良好的心态非常重要。

24. 肾脏疾病的孩子饮食需要注意哪些问题？

如果仅为血尿和（或）轻度蛋白尿，饮食无特殊，正常饮食，适量减少蛋白质或盐的摄入。存在水钠潴留，出现水肿的孩子，应限制水及钠盐的摄入，特别是出现心力衰竭、重度高血压的应当严格限制，采取无盐饮食，待心力衰竭纠正，血压正常后再恢复原来的饮食。如果明显蛋白尿和（或）肾功能减退时，应该给予低优蛋白饮食。

对于急性肾衰竭的孩子，液体摄入按照量出为入的原则，出多少入多少，并保证充足的热量，以保证处于生长发育阶段的孩子的生长发育需要。如果是慢性肾功能不全、透析或移植的孩子，需要由肾脏科医生和营养学家共同管理协商，制订个体化的营养管理方案，饮食目标为适当的能量和微量元素，并且调节蛋白质、磷、钠、钾和液体的量。如果是移植后的孩子，可自由摄入饮食，但应特别重点限制脂肪和胆固醇的摄入，以避免或降低高脂血症。

血钾高的孩子，要限制含钾高的食物，如有叶蔬菜、水果、果汁。另外，药物血管紧张素转化酶抑制药、血管紧张素受体阻断药、环孢素可以导致血钾升高，服用此类药物时应避免摄入含钾量高的饮食如莲藕、韭菜、南瓜、菠菜、蘑菇类、香蕉、榴莲、椰子和各种干果等。服用环孢素时不要进食葡萄柚。

对于肥胖的孩子可按照其身高的标准体重计算，适当减少热量摄入。适当优质蛋白饮食，具体摄入量根据肾功能不全程度及患者具体病情而定。既要保证孩子的正常生长，又不会过多加重尿毒症和蛋白尿。根据需要适当补充维生素和微量元素。

25. 肾脏疾病的孩子能吃盐吗?

肾脏疾病的孩子由于经常存在水肿、高血压等症状，钠盐摄入过多可导致血容量增加，加重水肿、高血压，增加心、肾负担。但是完全不吃盐又可能导致血钠水平降低，发生低钠血症。严重低钠血症会出现抽搐、昏迷等严重表现。因此，对于肾病的孩子应根据其病情合理控制盐的摄入量。对于有严重水肿、高血压、少尿、循环充血、心力衰竭和急性肾衰竭的严重病例，应严格限制盐的摄入，予无盐饮食。对于仅有高血压或水肿的孩子，应低盐饮食（每日不超过 2 g 食用盐，或 10 ml 酱油）。对于仅有血尿或轻度蛋白尿的孩子，可以给予正常饮食，但是建议每天食用盐摄入量控制在 5 g 以下。

26. 肾脏疾病的孩子能上学吗?

很多家长认为肾病综合征的孩子必须休学。对待这个问题，比较科学的是实行生活治理分级标准。A 级：肾病变活动需接受治疗者，不能参加学习及一切文体、社会活动。B 级：肾病变仍有活动性，但已处于恢复阶段，可接受教室学习，免体育活动及社会文化活动。C 级：肾病综合征停药后病情处于缓解中，可接受教室学习及从事轻体育活动、文化活动。D 级：肾病综合征停药后病情长期处于缓解中，但运动后尿液仍有改变者，应防止剧烈运动及长时间体育活动。E 级：肾病综合征停药后病情长期处于缓解中，运动后尿也无变化，可与健康儿同样从事正常生活，但仍需定期查尿。因此，除孩子水肿显著或大量蛋白尿，或严重高血压者需短暂休学卧床休息外，其他的病情缓解后可逐渐增加活动量，继续上学。

对于急性肾炎的孩子一般病程为 4～6 周，病后 1～2 周，水肿及高血压先消退，其后肉眼看到的血尿消失。急性期要卧床休息两周，至肉眼看到的血尿消失、水肿消失、血压正常，以后逐渐增加活动量，先在室内，继而可在室外散步。至红细胞沉降率恢复正常可恢复上学，但应避免剧烈的体育活动及体力劳动，也就是要免上体育课。显微镜下血尿消失后，即可完全恢复正常活动，孩子就可以上体育课。

27. 肾脏疾病的孩子能进行体育活动吗？

很多家长甚至医生都认为肾脏疾病的孩子不能进行任何体育活动，这是因为剧烈运动时会出现肾血流量和肾小球滤过率的下降，另外劳累可以诱发部分肾病综合征的孩子复发。但是，我们也发现许多肾脏疾病的孩子，尤其是用了激素的孩子，限制了活动后，更容易出现肥胖，进而出现高血压、高脂血症等。是否对于所有肾脏疾病的孩子都要限制活动呢？近年来，许多研究发现，长期的慢性运动可以改善肾脏疾病患者的心血管功能、高血压、高脂血症、肥胖等。因此，建议肾脏疾病的孩子进行适度的、合理的体育活动，而不是一概限制活动。在孩子急性发病或者病情活动时需要以休息为主，当病情控制稳定、病情缓解时可以适度活动，比如散步、慢跑等，但是要根据孩子的体力和病情情况调整活动量，并且注意监测病情变化。

28. 肾脏疾病的孩子中药能治好吗?

中医中药是我国的瑰宝，对于很多慢性疾病都有效果，对于肾脏疾病也是有很好的辅助作用，比如肾脏疾病的孩子容易感染，反复感染会导致复发，中医中药可以辅助调节机体免疫功能，固本培元，减少感染；另外，中药对于消肿也有很好的效果。但是，基于目前对于肾脏疾病的发病机制的研究，治疗肾脏疾病的最基本药物还是激素和免疫抑制剂，由于目前国内医疗市场的混乱，很多号称专治肾脏疾病的医院说是用中药治疗，无毒无副作用，请广大家长一定擦亮眼睛，不要上当受骗，很多所谓治疗肾病的中药里都有激素成分。另外，中药并不是没有副作用，目前已经明确关木通等草药含有马兜铃酸可以导致马兜铃酸肾病，发生不可逆转的肾衰竭。因此，肾脏疾病的治疗还是要到正规医院，采用正规的治疗方法，中药治疗肾脏疾病要小心上当受骗，以及要警惕中草药肾病。

29. 感冒会引起肾脏疾病吗?

哪个人不感冒呢? 绝大多数情况下，感冒是自限性的，只要扛一下，一个星期基本都能自然康复。但是有时候，感冒确实会引起肾脏疾病。感冒多数是病毒感染，有时候也会合并细菌感染，最常见的是链球菌。当我们感冒时，病毒或细菌侵入人体，机体识别这些外来物，动员免疫系统产生抗体，当抗体与抗原结合后形成免疫复合物。虽可以消灭外来抗原（细菌或病毒），但形成的免疫复合物也会随着血液循环运行到肾脏，沉积到肾组织，导致炎症细胞浸润，从而引起肾炎，最典型的代表就是急性链球菌感染后肾小球肾炎。急性链球菌感染后肾小球肾炎一般发生在链球菌感染后 1～3 周，大多数孩子在起病前 1～3 周都有感冒的经历。另外，感冒还容易引起肾病综合征的孩子复发。因此，感冒不容忽视，如果感冒后发现孩子尿色变红，或者出现浮肿，一定要及时看医生。

30. 肾脏疾病会传染吗?

肾脏疾病是肾脏系统疾病的总称，包括多种疾病，其中大部分肾脏疾病的发生是由于机体的免疫系统发生异常导致的，这样的疾病是不会传染的，包括最常见的肾病综合征、急性肾小球肾炎、遗传性肾炎、泌尿系发育畸形、肾衰竭（尿毒症）等。但是某些肾脏疾病是由感染性疾病继发的，如病毒、细菌、梅毒螺旋体等病原体感染，就会有一定的传染性，但是受感染者也不会直接得肾脏疾病。如乙肝病毒感染可以导致肾炎，如果患者同时血液乙肝病毒载量比较高，就会把乙肝病毒传染给其他人，还有泌尿系结核的患者会传播结核菌，另外导致泌尿系感染的某些特殊耐药性细菌也需要注意防护。

总之，肾脏疾病大部分是某些条件引起机体免疫功能失常，导致的疾病，不具有传染性。

31. 肾脏疾病的孩子能接种疫苗吗?

日常生活中，很多家长，甚至医生都"谈疫苗色变"，认为肾脏疾病的孩子绝对不能打疫苗，其实这个想法是完全错误的。肾脏疾病的孩子抵抗力比正常孩子差，更容易感染，而感染后又常会诱发肾病活动，形成恶性循环；疫苗接种可以预防感染，非常有帮助。在国际最新的儿童肾病指南中，专门提到应为肾病、肾移植患儿接种疫苗。例如：对于激素敏感的肾病综合征患儿，应当接种肺炎疫苗（7价疫苗、23价疫苗）、每年接种流感疫苗；但注意当激素（泼尼松）剂量大于每日 1 mg/kg（20 mg）或隔日 2 mg/kg（40 mg）时，以及使用或停用免疫抑制剂 1～3 个月以内期间，避免接种活疫苗（如麻疹、风疹、腮腺炎、水痘、轮状病毒、黄热病）。同时，为减少孩子被传染的机会，建议家庭成员接种疫苗（注意：接种后 3～6 周内不要让孩子接触其胃肠道、尿液、呼吸道分泌物）。

32. 肾脏疾病一定会有贫血吗？

不一定。但是，很多肾脏疾病都可能导致贫血，因为肾脏具有重要的内分泌功能，促进骨髓造血的促红细胞生成素就是在肾脏产生的。肾脏疾病可能影响到促红细胞生成素产生，影响骨髓造血；同时，部分肾脏疾病患儿存在营养问题，造血原料不足也是贫血的原因。长期贫血会累及多个脏器，特别是心脏功能，所以一定要重视并避免贫血的发生。

33. 肾脏疾病一定会有高血压吗？

不一定。但高血压是肾脏疾病的常见症状之一，肾性高血压也是儿童继发性高血压最常见的原因。肾脏疾病会导致人体水分和电解质不能正常排出，也会伴有体内血压调节机制异常，从而造成血压增高；而且某些治疗肾脏疾病的药物也具有导致高血压的副作用。心血管并发症是影响慢性肾脏疾病患儿长期预后的重要因素，血压长期增高会累及心脏、影响心功能和患儿长期预后，血压急剧升高时还会出现惊厥、意识障碍等高血压脑病的表现。因此，肾脏疾病患儿必须重视并定期监测血压，一旦发生高血压应该在医生的指导下积极治疗。

34. 长期口服激素有哪些副作用？

①脂肪代谢紊乱，表现为肥胖、体质分布异常、库欣貌；口服激素后，患儿食欲会大增，应注意控制饮食，避免体重增长过快。②激素会加速蛋白质分解代谢，出现肌肉萎缩无力、伤口愈合不良，糖代谢紊乱引起高血糖和糖尿。③水电解质紊乱，发生水钠潴留，引起高血压。所以长期口服激素要注意监测血压。④钙磷代谢紊乱，出现高钙尿及骨质疏松。所以口服激素患儿会常规补充钙剂及维生素 D，并注意监测有无骨质疏松。此外，生长期身高可能受影响。⑤易诱发感染及造成隐匿感染灶的活动与播散。⑥长期口服激素还可发生白内障、青光眼，所以激素使用过程中注意眼部并发症的评估。

35. 激素治疗应该注意哪些问题？

①严格掌握适应证，制订合理的用药方案，如品种、使用剂量、治疗疗程、给药途径、用药时间等。②监测激素副作用：在使用过程中密切观察患儿是否有感染、代谢紊乱（水电解质、血糖、血脂）、体重、身高、出血、股

骨头坏死、骨质疏松等副作用。③停药反应：长期口服激素患儿突然减量或停用、应激情况下可出现急性肾上腺皮质功能不全，表现为恶心、呕吐、腹痛、休克前期至休克。激素减药过程中注意监测患儿原有疾病波动。

36. 其他免疫抑制剂治疗应该注意哪些问题？

①感染：需加强日常护理，避免感染发生。②骨髓抑制：用药期间注意监测血常规。③胃肠道反应：可能会出现恶心、呕吐、腹泻。及时予以对症治疗。④肝酶升高：注意监测肝功能，予以保护肝脏的药物。⑤损害肾功能。主要见于环孢素与他克莫司。应用过程中注意监测血药浓度和肾功能。⑥其他：脱发、高血糖、性腺毒性、致癌风险、高血压、神经毒性等。

37. 药物会影响肾功能吗？哪些儿科常见药物会引起肾损伤？

有些药物会影响肾功能。引起肾损伤的儿科常用药物有：①青霉素类。多引起过敏性间质性肾炎，表现为用药7～14天后，出现发热、关节痛、皮疹，尿检有管型尿、血尿、蛋白尿，尿沉渣镜检有大量嗜酸性粒细胞。②抗病毒药如阿昔洛韦。可有白细胞尿、管型尿、蛋白尿、血尿，有时有肌酐水平升高，但多为暂时性，停药后可恢复正常。③免疫抑制剂如环孢素、他克莫司。多于长疗程者发生。④血管紧张素转化酶抑制药或血管紧张素受体拮抗药如贝那普利（洛汀新）、福辛普利（蒙诺）、氯沙坦钾等，多会引起肾小球滤过率下降、血钾升高、加重肾衰竭，故慢性肾脏病 4 期或 5 期者不宜应用。⑤利福平。可有血尿、蛋白尿、血尿素氮、肌酐升高。⑥磺胺类药物。如磺胺嘧啶、磺胺噻唑等，可能会有血尿、肾绞痛，甚至会有少尿、无尿，尿中可检测出磺胺结晶，增加液体入量、碱化尿液可防治。⑦含马兜铃酸中药、含朱砂等的中药。⑧造影剂、非甾体抗炎药（布洛芬、吲哚美辛）。

38. 肥胖对肾功能或疾病有没有影响？

有。肥胖（obesity）是一种疾病，随着儿童肥胖患者数量日益剧增，肥胖相关性肾脏疾病也逐渐开始被人们所认识。一方面，肥胖时各种代谢功能增强，代谢产物增加，肾脏负担加重，可引起肥胖相关肾脏疾病如蛋白尿、终末期肾病。另一方面，肥胖可能导致高血压、高血脂、高尿酸、高血糖等相关疾病，这些疾病反过来会影响肾脏功能或引起相关肾脏疾病。因此，儿童越胖越健康的观念是不正确的，目前肥胖已成为儿童一种疾病且呈逐年上升趋势。2017 年 3 月 9 日是第 12 个世界肾脏病日，主题是"肾脏病与肥胖（Kidney Disease & Obesity）"，旨在呼吁大家拥有健康的生活方式，远离肥胖，远离肾病。

第三节　血　尿

39. 怎样判断是不是血尿？

正常健康人尿中可有少量红细胞，取 10 ml 清洁新鲜中段尿 1500 r/min 离心 5 min，弃去上清，将沉渣 0.2 ml 混匀后涂片镜检，10×40 高倍镜下红细胞≥3/HPF 为镜下血尿，国外镜下血尿标准为红细胞 ≥ 5/HPF，但 2 ~ 3 周内至少 3 次。或者 1 小时尿红细胞计数超过 10 万，或 12 小时尿沉渣计数超过 50 万。重者外观呈洗肉水样或含有血凝块，称为肉眼血尿，通常每升尿液中有 1 ml 血液时即肉眼可见，尿呈红色或呈洗肉水样，其颜色与尿液的酸碱度有关，中性或弱碱性尿液颜色为鲜红或呈洗肉水样，酸性尿呈浓茶样或烟灰样。

40. 血尿的常见病因有哪些?

　　小儿血尿病因很多，根据血尿来源分为肾小球性和非肾小球性血尿两大类。

　　肾小球性血尿，指血尿来源于肾小球。①原发性肾小球肾炎：是小儿血尿最常见的原因。如各种急性、慢性、迁延肾小球肾炎，急进性肾炎，肾病综合征，IgA 肾病等。除血尿外，尚伴随有蛋白尿、水肿、高血压及肾功能不全的表现。②继发性肾小球肾炎：常见有乙型肝炎或丙型肝炎病毒相关性肾炎、紫癜性肾炎、狼疮性肾炎、结节性动脉炎、溶血性尿毒症综合征、感染性心内膜炎性肾炎等。除血尿外，常伴有原发病的临床表现。③家族遗传性肾小球疾病：常见如遗传性肾炎（Alport 综合征）、薄基底膜肾病。④单纯性血尿：临床仅表现为持续性或反复性镜下血尿，伴或不伴有发作性肉眼血尿，不伴水肿、高血压、肾功能减退等其他症状。⑤剧烈运动后一过性血尿。

　　非肾小球性血尿，指血尿来源于肾小管、肾间质或尿路（包括集合系统、输尿管、膀胱和尿道）及全身性疾病。①尿路感染：如肾盂肾炎、肾结核、膀胱炎等。病原除细菌感染外，也可由病毒、支原体、真菌、寄生虫等引起。②泌尿系结石：肾结石、膀胱结石、尿道结石。③特发性高钙尿症。④药物及化学物质：抗生素（如氨基苷类、先锋霉素、青霉素、磺胺药）、阿司匹林、抗凝药物（肝素、双香豆素）、环磷酰胺、保泰松、氯芬黄敏（感冒通）、苯酚、重金属（汞、砷、铅）等。⑤血管性病变：胡桃夹现象（左肾静脉压迫综合征）、肾静脉血栓形成、肾动静脉瘘。⑥尿路畸形：多囊肾、马蹄肾、海绵肾、膀胱憩室、肾积水等。⑦肿瘤：肾母细胞瘤、肾胚胎瘤、白血病。⑧创伤：如外伤、手术、器械损伤、尿道异物等。⑨邻近器官病变：如阑尾炎、盆腔炎等。⑩全身性疾病：血小板减少性紫癜、血友病、新生儿自然出血症等。

41. 为什么会出现血尿？

血尿的发病机制有以下几种：①免疫机制介导的肾小球基底膜损伤免疫复合物（或原位复合物）沉积于肾小球，激活补体，引起免疫炎症损伤，导致肾小球基底膜断裂，通透性增加，红细胞漏出，出现血尿，如急性链球菌感染后肾小球肾炎、紫癜性肾炎和狼疮性肾炎等。②肾小球基底膜结构异常如薄基底膜肾病、Alport 综合征。③肾血管的损伤如高尿钙症的钙微结晶、结石、肿瘤、感染、药物、创伤等对肾小管、肾间质、尿路等组织血管的直接破坏引起血尿。④肾静脉血流动力学改变如左肾静脉压迫综合征，因肾静脉受压，导致肾静脉压力增高，肾脏淤血、缺氧，在肾盏与周围的静脉丛之间形成异常交通而发生血尿。⑤其他出血性疾病，因出血机制障碍引起全身性出血，包括白血病、血友病、血小板减少性紫癜、新生儿自然出血症等。

42. 出现了血尿怎么办？

发现血尿，应该及时去儿科肾脏专业门诊就诊，进行相应的实验室及辅助检查，首先明确是否为真性血尿；其次明确血尿的来源；最后明确血尿的可能病因。明确血尿的病因后，根据不同病因针对原发病进行不同治疗。无明确病因者特别是单纯性血尿不需要治疗。

43. 什么是单纯性血尿？

凡尿中红细胞超过正常值、而又无明确的全身性和泌尿系统疾病及其症状（如水肿、高血压、肾功能减退、大量蛋白尿等）者称为单纯性血尿，又名孤立性血尿、无症状性血尿、良性再发性血尿。临床根据伴或不伴有发作性肉眼血尿分为两种情况：①再发性血尿。主要表现为反复发作性肉眼血尿，通常发作前有上呼吸道感染，1～3天后出现血尿，血尿持续1～2天，很少超过5天，肉眼血尿消失后尿检可正常或间断有镜下血尿，发作间隔不等。无链球菌感染的证据，不伴水肿、高血压、肾功能异常。②持续性镜下血尿。约占半数患者，为健康体检或其他疾病时偶尔查尿发现，不能确定起病日期，无症状及体征。

44. 单纯性血尿需要治疗吗？

单纯性血尿特别是单纯性镜下血尿，预后一般较好，不需要特殊用药和治疗，但需要详细检查以除外其他相关疾病，并加强随访观察，每年一次（美国）或是3～6个月一次。没有任何药物包括中药对单纯性血尿有明显疗效，因此建议对此类疾病的孩子进行"管理"，而不是治疗。管理包括：诊断、鉴别诊断、患者/家长健康教育、生活指导、制订随访计划、定期复查。

第四节　肾病综合征

45. 什么是肾病综合征?

肾病综合征是儿科最常见的肾脏疾病之一，它不是一个单一疾病，而是指一组临床症状综合征。临床表现主要包括大量的蛋白尿、低白蛋白血症、高胆固醇血症和水肿，家长可以观察到的异常主要为少尿和水肿，多种病因，分为原发性、继发性和遗传性三类，其中临床以原发性最常见。

46. 肾病综合征的病因有哪些?

肾病综合征的病因众多，可以归结为以下三类：原发性、继发性和遗传性。原发性是指病因不清、多与自身免疫因素有关，临床最为常见，多见于年幼儿；继发性是指继发于其他肾脏疾病，常见的有过敏性紫癜、系统性红斑狼疮、乙型肝炎病毒感染等，多见于年长儿；遗传性是指因遗传因素导致的，父母多为无症状的携带者，多见于3个月或1岁以内的婴儿。

47. 肾病综合征有哪些临床表现?

肾病综合征最基本的病变是大量蛋白尿、低白蛋白血症，因此导致相应临床表现。发病前多有呼吸道等感染史，一般表现为乏力、厌食、恶心等。因为有大量蛋白尿，尿中泡沫增多，可有尿色混浊。因为低白蛋白血症，尿量比平时明显减少，进而出现水肿，起初为双眼睑水肿，逐渐加重涉及全身，出现四肢、腹部、会阴部明显水肿，男孩可有阴囊明显水肿。因为腹部内脏水肿，部分孩子可有腹痛、稀便等，并容易继发感染。部分孩子因为水肿、少尿可合并高血压，出现头晕、眼花、视物模糊，严重者出现抽搐。部分严重者，孩子可并发血栓形成，出现剧烈腹痛、双侧肢体粗细不对称、皮肤颜面改变等。如果是继发性肾病综合征，可以合并皮疹、关节肿痛等原发病相应表现。一部分遗传性肾病综合征孩子可以合并眼睛、外生殖器等异常。

48. 肾病综合征如何诊断？

对于明显水肿、尿少的孩子，怀疑肾病综合征者，应该先行尿常规和 24 小时尿蛋白定量检查，如果发现大量蛋白尿［尿常规尿蛋白（Pro）3 ＋以上或 24 小时尿蛋白定量 > 50 mg/kg］，进一步采血行全血生化检查，如果结果显示血白蛋白 < 25 g/L、胆固醇 > 5.72 mmol/L，即可明确诊断。诊断肾病综合征后，应该进一步明确病因诊断，即原发性、继发性或遗传性。同时，应该明确有无肾病综合征相关并发症如感染、高凝状态或血栓形成、电解质紊乱、肾功能异常等。总之，肾病综合征的诊断必须包括尿（常规和 24 小时尿蛋白定量）和血（全血生化）检查，其他相关检查也是必需的，包括必要时行肾脏穿刺活检。

49. 肾病综合征如何治疗？

肾病综合征的治疗包括一般治疗、对症治疗和病因治疗。一般治疗包括严重水肿、低蛋白血症者需卧床休息，限制入量特别是水摄入量，饮食为低盐、低优质蛋白，避免感染等。对症治疗包括适当利尿、抗凝，有细菌感染者应用抗生素，纠正电解质紊乱。病因治疗主要为应用糖皮质激素类药物，临床最常用者为醋酸泼尼松，因为激素可以导致骨钙丢失引起骨质疏松，激素治疗同时补充钙剂和维生素 D 制剂。对于激素治疗无效或者频繁复发的孩子，需要加用其他免疫抑制剂。因为遗传性肾病综合征孩子激素和免疫抑制剂治疗均无效，因此对于发病早、病初激素耐药或有其他畸形或异常提示遗传性肾病综合征可能者，应尽早行肾穿刺活检或相关基因突变分析，明确诊断，减少过度治疗和花费。

50. 肾病综合征的预后如何？

肾病综合征的预后，主要取决于病因、肾脏病理类型及治疗反应。一般来说，原发性肾病综合征初治孩子中约80% ～ 90% 为激素敏感型，但 70% 左右会复发至少一次以上，再次复发多数激素治疗仍然敏感，少部分会继发激素耐药。如果原发性肾病综合征孩子，激素敏感或者病理类型为微小病，预后相对较好。而原发性肾病综合征激素耐药或者病理类型较差者如局灶节段性肾小球硬化，预后较差。继发性肾病综合征者，预后主要取决于原发病的种类和控制情况。遗传性肾病综合征预后差，迟早进展至肾衰竭。

51. 肾病综合征孩子如何预防感染?

肾病综合征的孩子，一方面因为长期口服激素和（或）免疫抑制剂，抵抗力低下，容易合并感染。另一方面，感染又会导致肾病综合征的复发。因此，预防感染对于肾病综合征孩子更为重要。那么，如何预防感染呢？首先，养成良好的卫生习惯，注意手、口腔、皮肤、外阴、肛周卫生，及时处理龋齿，每日肛周及外阴清洗。其次，保持室内空气洁净，加强保暖防寒工作，保护性隔离，避免蚊虫叮咬，调整饮食，适当活动或体育锻炼。最后，可以采取中西医结合的治疗方法，使用免疫增强剂，提高孩子的免疫功能。当然，如果一旦发生感染，应该尽早诊治，以免感染加重，导致肾病复发或影响治疗效果。

52. 肾病综合征孩子感冒了怎么办?

感冒是一个令肾病综合征孩子家长头痛的问题，一方面因为长期口服激素和（或）免疫抑制剂，抵抗力低下，肾病综合征的孩子容易感冒；另一方面，感冒严重者又会导致肾病综合征的复发。大多数肾病综合征的孩子肾功能均正常，没有太多用药限制，而且多数针对呼吸道感染的药物包括中药制剂、抗生素等本身也不影响肾病综合征的进展和治疗效果。因此，肾病综合征孩子，如果感冒了，和正常小儿一样就诊、用药。对于那些已经有肾功能异常的孩子，应该避免使用有肾毒性的药物。

53. 肾病综合征孩子能不能接种疫苗?

因为原发性肾病综合征的病因与免疫因素有关,而且肾病综合征孩子用激素和(或)免疫抑制剂治疗,抵抗力较低。因此,肾病综合征孩子接种疫苗一方面可能免疫反应会导致肾病综合征反复或加重病情,另一方面可能引起疫苗接种后发病,特别是接种一些活疫苗。因为肾病综合征孩子,特别是口服激素期间一般不主张接种疫苗。但是如果孩子病情平稳半年以上,可以接种一些死疫苗和人工合成疫苗。当然,如果危及生命,如有破伤风或者狂犬病风险时,必须接种疫苗。

54. 肾病综合征孩子将来能结婚生育吗?

一般来说,临床上肾病综合征以原发性最为常见,如果激素治疗效果好,多能痊愈、停药,基本不会影响将来结婚生育,激素本身不会影响性发育或长大以后的性功能,激素对生殖系统也没有明显不良影响。但是,治疗肾病综合征的一些免疫抑制剂特别是环磷酰胺对生殖系统有毒副作用,如无精或精子减少等,可能影响男孩将来的生育问题,因此对于年龄较大的男孩应该慎用。如果肾病综合征长期不能控制、遗传性肾病综合征进展至肾衰竭者,肯定会影响生育功能。另外,如果长期使用激素、饮食控制欠佳,可引起过度肥胖,从而导致肥胖相关生殖发育不全如男孩阴茎短小,但不会影响性功能。

55. 肾病综合征有新的治疗方法吗？

随着医学的进步，有一些新的药物可用于肾病综合征的治疗，比如生物制剂美罗华（利妥昔单抗），近年来临床用于肾病综合征的治疗，并取得了不错的效果。但是，一方面它的价格昂贵，不是所有家长都负担得起；另一方面，它有严格的适应证。目前已知对激素敏感、频繁复发、对激素依赖的肾病综合征孩子明确有效，有助于激素、免疫抑制剂的减量或停用，而对于非免疫因素介导的局灶节段性肾小球硬化症及遗传性肾病综合征无效。因此，临床应该严格掌握适应证，避免滥用。

第五节　肾　炎

56. 什么是急性肾小球肾炎？

小儿急性肾小球肾炎简称急性肾炎，是指一组病因不一，临床表现为急性起病，以血尿为主，伴不同程度蛋白尿，可有水肿、高血压，或肾功能不全等特点的肾小球疾患。可分为急性链球菌感染后肾小球肾炎和非链球菌感染后肾小球肾炎。家长可以观察到的异常主要为尿色加深，如深茶色、葡萄酒色等，也有部分以高血压为首发症状。

57. 急性肾小球肾炎的常见病因有哪些？

急性肾小球肾炎包括原发性和继发性，临床多指原发性肾小球肾炎，其病因分为急性链球菌感染后肾小球肾炎和非链球菌感染后肾小球肾炎。急性链球菌感染后肾小球肾炎，顾名思义由 β 溶血性链球菌 A 组感染所致，此病原与急性扁桃体炎、猩红热等疾病的致病病原一致，因此此类感染尤其猩红热感染后应监测尿常规。而非链球菌感染所致肾小球肾炎的病原有葡萄球菌、肺炎球菌、水痘-带状疱疹病毒、巨细胞病毒感染等等。

58. 急性肾小球肾炎的临床表现有哪些?

起病前多有上呼吸道感染，如急性化脓性扁桃体炎、咽炎、猩红热等；或有皮肤感染，如脓疱病。再有 1 ~ 3 周无症状期后出现急性起病，表现为：①水肿，初期累及颜面眼睑，晨起明显，严重可波及全身，下肢水肿多为指压无凹陷的水肿；②血尿，全部均有镜下血尿，即肉眼不觉但显微镜下可见红细胞的血尿，其中半数有肉眼血尿，可呈洗肉水样、茶色等；③高血压，可表现为头晕、头痛，甚至以头痛、血压升高为起病表现；有些患者或无自觉症状。

59. 急性肾小球肾炎如何诊断?

有典型表现的急性链球菌感染后肾小球肾炎不难诊断。有前驱感染史，经 1 ~ 3 周无症状间歇期后出现水肿、血尿、高血压，再加血中补体 C3 浓度的降低即可明确诊断。非链球菌感染后肾小球肾炎临床表现类似，但补体 C3 波动并不明确。此外需要与继发性肾小球肾炎鉴别，如紫癜性肾炎多有皮肤紫癜病史；乙型肝炎病毒相关性肾小球肾炎，多有乙型肝炎病史或接触史；狼疮性肾炎多数有皮肤红斑、口腔溃疡等相关病史。

60. 急性肾小球肾炎如何治疗？

该病呈自限性，即随着时间病情会自行恢复。因此一般需要卧床休息，控制液体入量，加强利尿脱水，监测并控制血压，针对相应致病病原体予抗感染治疗。但需要注意症状严重可以出现严重并发症，如高血压脑病，即高血压控制不良导致抽搐发作，则需对症予降颅压、止惊厥的治疗；严重循环充血，即说明水肿严重到超过心脏负荷，出现心力衰竭，需强心、利尿等治疗；急性肾衰竭，严重时需要临时透析治疗。

61. 常见的继发性肾小球肾炎有哪些？

紫癜性肾炎，多有皮肤紫癜，肾脏受累可以表现为单纯血尿，血尿蛋白尿，及肾病综合征表现；乙型肝炎病毒相关性肾小球肾炎，多有乙型肝炎病史或接触史，需通过肾穿刺活检病理才能明确；狼疮性肾炎为系统性红斑狼疮肾脏受累，故除可以有血尿、蛋白尿，还可有皮肤盘状或蝶形红斑、光过敏、口腔溃疡、脱发、关节痛，血液系统受损表现为白细胞、血红蛋白及血小板均降低，临床检查可以有抗核抗体及双链 DNA 阳性以及补体 C3 及 C4 的降低。

62. 什么是紫癜性肾炎？

过敏性紫癜（Henoch–Schönlein purpura，HSP）是一种免疫因素介导的全身性坏死性小血管炎，可累及皮肤、关节、胃肠道和肾脏，是儿童最常见的系统性血管炎之一。由过敏性紫癜引起的肾脏损害称为紫癜性肾炎

（Henoch–Schönlein purpura nephritis，HSPN），在过敏性紫癜患儿中发生率 30% ～ 100%。HSPN 肾脏表现轻重不一，肾脏受损程度是决定过敏性紫癜远期预后的关键因素。该病多发于学龄前和学龄期儿童，男孩发病率高于女孩。一年四季均有发病，以春秋季居多。其病因及机制至今仍未完全明确，一部分患者发病前有过敏史，而在感染后诱发的病例更常见，起病前 1 ～ 3 周常有上呼吸道感染史。临床上多急性起病，首发症状以皮肤紫癜为主，可伴有低热、食欲欠佳、乏力等非特异性全身症状。

63. 紫癜性肾炎的临床表现有哪些？

过敏性紫癜主要表现为出血点或称紫癜，化验血常规血小板不减少。皮肤紫癜常发生在四肢远端、臀部及下腹部，多呈对称性分布，皮损大小不等，为出血性斑点，稍突出皮肤，可融合成片，有痒感，不痛；可有一次至多次复发，也可分批出现；1 ～ 2 周后逐渐消退，也有 4 ～ 6 周延缓消退者。常伴关节肿痛、关节积液、腹痛、便血及肾炎。多数紫癜性肾炎小孩是以单一的血尿（肉眼血尿或显微镜下血尿）和（或）蛋白尿为主，也可伴尿中管型、血压增高及水肿，少数呈急性肾衰竭表现。肾脏症状可发生于过敏性紫癜的任何时期，但多数于紫癜后 2 ～ 4 周出现。

64. 紫癜性肾炎如何诊断？

紫癜性肾炎诊断标准：在过敏性紫癜病程 6 个月内，出现血尿和（或）蛋白尿。

其中血尿的诊断标准为肉眼血尿或显微镜下血尿；蛋

白尿的诊断标准为满足以下任一项者：① 1 周内 3 次尿常规蛋白阳性；② 24 h 尿蛋白定量＞ 150 mg；③ 1 周内 3 次尿微量白蛋白高于正常值。

极少部分小孩在过敏性紫癜急性病程 6 个月后，再次出现紫癜复发，同时首次出现血尿和（或）蛋白尿者，应争取进行肾活检，如肾脏病理表现符合紫癜性肾炎（即免疫球蛋白 IgA 系膜区沉积为主的系膜增生性肾小球肾炎），则也应诊断为紫癜性肾炎。总之，要满足以下两点：首先，曾有过敏性紫癜病史；其次，有肾脏受累损伤表现。

65. 紫癜性肾炎如何治疗？

过敏性紫癜急性期或发作期应注意休息、保暖。在有明确的感染或感染灶时选用敏感的抗菌药物，但应尽量避免盲目地预防性使用抗菌药物，尤其是肾毒性药物。重视对症治疗。针对紫癜性肾炎，可根据临床分型和病理分级选择相应治疗方案。

血尿：对轻微显微镜下血尿的小孩，没有证据显示积极治疗对其预后有益，对此类小孩指南不推荐治疗，但应加强随访。对持续、严重的肉眼血尿应早期行肾活检，按病理分级进行治疗。

蛋白尿：①轻度蛋白尿。国内有雷公藤多苷治疗的报道，应在考虑其副作用的前提下慎重选用。②中度蛋白尿。可选用糖皮质激素和（或）免疫抑制剂治疗。③肾病水平蛋白尿。现多采用糖皮质激素联合免疫抑制剂（如环磷酰胺）治疗。④急进性肾炎或病理呈弥漫性病变、有新月体形成者，糖皮质激素最初可用甲泼尼龙冲击治疗。在以上分级治疗的同时，可加用抗凝剂和（或）抗血小板药物；血管紧张素转换酶抑制药和（或）血管紧张素受体拮抗药有降尿蛋白作用。

66. 紫癜性肾炎预后如何？

　　过敏性紫癜多为自限性疾病，一部分患者在对症治疗下可自行缓解，近期预后好，远期预后主要取决于肾脏受累的严重程度和持续时间。儿童紫癜性肾炎患者经积极治疗多预后良好，但仍有部分小孩病程迁延，甚至发展为慢性肾功能不全，有 5% ～ 20% 进展为慢性肾衰竭，成人患者慢性肾衰竭的发生率近 30%。对病程中出现尿检异常的小孩则应延长随访时间，建议至少 3 ～ 5 年。

67. 什么是乙型肝炎病毒相关性肾炎？

　　乙型肝炎病毒（HBV）感染除了主要累及肝脏外，也可累及肾脏引起肾损害。乙型肝炎病毒相关性肾炎指由乙肝病毒感染导致的免疫复合物性肾小球肾炎，是我国儿童最常见的继发性肾小球疾病之一。由于儿童的免疫功能尚未发育完善，该病多见于儿童，男多于女。临床主要表现为不同程度蛋白尿，可伴有镜下血尿。其发病机制尚未完全明确，可能与循环免疫复合物（乙型肝炎病毒抗原与血液中抗体形成的循环免疫复合物沉积于肾小球上而致病）、原位免疫复合物（乙型肝炎病毒抗原可通过肾小球基底膜"嵌顿"于上皮下，并与来自血液循环的相应抗体形成免疫复合物，导致炎症反应）、病毒直接侵袭肾组织、自身免疫反应（当乙型肝炎病毒侵犯肝或其他细胞时，改变了人体细胞成分的抗原性而诱导产生自身抗体等有关）。随着乙型肝炎疫苗接种的普及，该病的发病率呈逐渐降低趋势。

68. 乙型肝炎病毒相关性肾炎的临床表现有哪些?

儿童肾脏表现大多为肾病综合征(水肿、大量蛋白尿、低白蛋白血症和高脂血症),也可为肾小球肾炎、无症状性血尿或蛋白尿等,肉眼血尿、高血压和肾功能不全较少。呈急性发病或隐匿起病,如乙型肝炎病毒相关性肾炎患者可在普查或尿检查时发现血尿或蛋白尿,再行肝炎检查才发现乙型肝炎;也有在乙型肝炎病程中常规尿检查,发现尿异常。临床表现常不典型,且病情多变,如有时以肾炎表现为主,经过一段时间转为以肾病综合征表现为主。病程迁延或反复,常数月、数年不愈,一般对药物治疗反应不佳。肾脏病理表现主要有三种类型:膜性肾病最常见,其次为膜增生性肾炎和系膜增生性肾炎。乙型肝炎病毒相关性肾炎患者大多数无肝炎病史和肝炎的临床症状,部分患者可仅有轻度肝大伴肝功能异常。

69. 乙型肝炎病毒相关性肾炎如何诊断?

肾活体组织检查是确定乙型肝炎病毒相关性肾炎的最终手段,是诊断乙型肝炎病毒相关性肾炎的必备条件。若肾炎患者在肾组织切片中检测到乙型肝炎病毒抗原阳性,在排除狼疮性肾炎、特发性膜性肾病等其他肾病后,即可做出乙型肝炎病毒相关性肾炎的诊断。目前国内所采用的诊断标准为:①血清乙型肝炎病毒抗原阳性;②患肾病或肾小球肾炎,并已除外狼疮性肾炎等继发性肾小球疾病;③肾组织切片中找到乙型肝炎病毒抗原。在儿科,由于肾组织乙型肝炎病毒抗原的阳性率不高,而且在乙型肝炎病毒感染高发区,膜性肾病小孩多数血清乙型肝炎病毒抗原阳性，故目前若临床符合前 2 项诊断标准，肾活检病理诊断为膜性肾病，且有乙型肝炎病毒相关膜性肾病特征（如系膜区增大有电子致密物沉积等），即可拟诊为乙型肝炎病毒相关性肾炎。

70. 乙型肝炎病毒相关性肾炎如何治疗？

乙型肝炎病毒相关性肾炎有一定的自发缓解倾向，轻症小孩可采用利尿消肿、抗凝等对症治疗；抗乙肝病毒治疗是主要治疗方法，以重组干扰素为代表，也可服用拉米夫定等。糖皮质激素的使用尚存争议，可使部分患者病情缓解，但使用糖皮质激素的顾虑主要为可能诱发乙型肝炎病毒复制，加重肝炎及肾损害。而对免疫抑制剂多不主张使用。在抗病毒的同时可应用免疫调节剂（如胸腺肽）调节免疫，增强机体免疫力。肝功能异常者，可选用降酶护肝药物。中医中药在我国应用广泛，但疗效尚需进一步验证。

71. 乙型肝炎病毒相关性肾炎预后如何？

儿童患者预后较成人好，随着年龄增长，儿童免疫系统功能逐渐发育完善，部分小孩可获得自发缓解。肾脏病理表现为膜性肾病者预后较好，30% ～ 60% 的患者肾病综合征症状可自发缓解，50% 的儿童患者在起病 6 个月左右完全缓解。乙型肝炎 e 抗原（HBeAg）阳性的膜性肾病患者，当出现乙型肝炎 e 抗体（HBeAb）后，蛋白尿可明显减少，肾脏病变明显减轻。病理为膜增生性肾炎者预后较差，多数患者对治疗无反应，20% 患者可进展至肾衰竭。

72. 什么是狼疮性肾炎?

系统性红斑狼疮(SLE)是一种能累及多系统、多器官的自身免疫性疾病,身体的各个部位均可以受损害,多见于青、中年女性,免疫复合物形成与沉积是引起炎症损害的主要机制。循环中抗双链 –DNA 等自身抗体与相应抗原结合形成免疫复合物后沉积于肾小球;或与肾小球内在抗原发生交叉反应形成原位免疫复合物,两者均能激活免疫系统中补体活化,引起组织中炎性细胞浸润,凝血因子活化及炎症介质释放。肾脏是血管最丰富的内脏器官,是红斑狼疮最易受累的脏器。狼疮性肾炎是由系统性红斑狼疮引起的肾脏炎症损伤,是系统性红斑狼疮最常见和严重的临床表现。系统性红斑狼疮患者行肾脏活检受累几乎为 100%,其中 45% ～ 85% 出现肾损害的临床表现。

73. 狼疮性肾炎的临床表现有哪些?

系统性红斑狼疮临床表现主要有:不明原因的长期发热、多发性关节痛、皮肤损害等。狼疮性肾炎临床以程度不等的蛋白尿、镜下血尿为多见,常伴有管型尿及肾功能损害。主要包括以下几种类型:①无症状蛋白尿和(或)血尿型,较常见;②急性肾炎综合征型。急性起病,有水肿、血尿及高血压等表现,较少见;③急进性肾炎综合征型。其特征为在 3 个月内血肌酐值上升 ≥ 1 倍,可在几周到几个月内发生尿毒症,较少见;④肾病综合征型。本型常见,表现类似原发性肾病综合征,如不及时治疗,多可在数年内发展至尿毒症;⑤慢性肾炎综合征型。表现为持续蛋白尿、血尿、管型尿和不同程度的水肿、高血压、贫血及肾功能不全，病程迁延；⑥少数患者可表现为慢性肾小管间质性肾炎、间质性肾炎样的临床表现，可有尿比重和（或）渗透压降低、夜尿、高钾血症或低钾血症等电解质紊乱的临床表现。另外，狼疮性肾炎的终末期，可发生尿毒症，此时患者的临床活动表现（包括血清学自身抗体等检查）可消失或不典型。

74. 狼疮性肾炎如何诊断?

系统性红斑狼疮小孩有下列任一项肾受累表现者即可诊断为狼疮性肾炎：①尿蛋白检查满足以下任一项者。1周内 3 次尿常规蛋白定性检查阳性；或 24 h 尿蛋白定量＞150 mg；或 1 周内 3 次尿微量白蛋白高于正常值；②离心尿每高倍镜视野红细胞＞5 个；③肾功能异常［包括肾小球和（或）肾小管功能］；④肾活检异常。即满足两个条件：首先患有系统性红斑狼疮；其次为有肾脏受累病变。

75. 狼疮性肾炎如何治疗?

系统性红斑狼疮伴有肾损害症状者，应尽早行肾活检，以利于依据不同的肾脏病理特点制订治疗方案。

（1） Ⅰ 型、Ⅱ 型（轻微系膜性狼疮性肾炎、系膜增生性狼疮性肾炎）：伴有肾外其他系统症状者，予系统性红斑狼疮常规治疗，有蛋白尿的患者使用糖皮质激素。

（2） Ⅲ 型和 Ⅳ 型（局灶性狼疮性肾炎和弥漫性狼疮性肾炎）：诱导缓解治疗时糖皮质激素联合环磷酰胺或者麦考酚吗乙酯（霉酚酸酯）；维持缓解治疗应用硫唑嘌呤或麦考酚吗乙酯，同时合并使用小剂量口服激素。

（3）Ⅴ型（膜性狼疮性肾炎）狼疮性肾炎：肾功能正常和非肾病水平蛋白尿的患者，应主要使用降蛋白尿及抗高血压药物治疗，需根据肾外表现程度决定糖皮质激素和免疫抑制剂的治疗；表现为肾病水平蛋白尿的患者，应联合使用糖皮质激素和免疫抑制剂治疗。

（4）Ⅵ型（严重硬化性狼疮性肾炎）：具有明显肾功能不全者应予肾替代治疗（如血液透析和腹膜透析等）；如同时合并活动性病变，应予糖皮质激素和免疫抑制剂治疗。

76. 狼疮性肾炎预后如何？

系统性红斑狼疮的预后与过去相比已有显著提高，1年存活率 96%，5 年存活率 90%，10 年存活率已超过80%。急性期系统性红斑狼疮患者的死亡原因主要是系统性红斑狼疮多脏器严重损害和感染，尤其是伴有严重神经精神狼疮和急进性狼疮性肾炎者；慢性肾功能不全和药物（尤其是长期使用大剂量激素）的不良反应，包括冠心病等，是系统性红斑狼疮远期死亡的主要原因。狼疮性肾炎小孩诊断后经正规治疗，5 年存活率 44% ～ 93%。与成人相同。儿童肾脏预后不良的因素包括：肾脏病理显示慢性病变、肾功能不全、高血压、弥漫增生性肾小球肾炎和肾病水平的蛋白尿。

第六节　IgA 肾病

77. 什么是 IgA 肾病？

IgA 肾病指肾穿刺活检肾小球系膜区 IgA 为主的免疫

复合物沉积的肾小球疾病，也因此其诊断必须依靠肾穿刺病理免疫荧光诊断。主要以感染后发作性肉眼血尿为特征表现，但其临床表现轻重不一，轻者可仅表现为镜下血尿或轻微蛋白尿，也可为肉眼血尿，血尿蛋白尿，肾病综合征，甚至因急进性肾小球肾炎而出现肾衰竭。

78. IgA 肾病的临床表现有哪些？

临床表现主要为血尿，多数表现为持续镜下血尿，感染后发作性肉眼血尿，不伴蛋白尿或伴不同程度的蛋白尿，甚至肾病水平蛋白尿。部分可表现为肾病综合征，即除了血尿，肾病水平蛋白尿，还有低白蛋白血症、高胆固醇血症以及水肿。也可表现为血尿、蛋白尿，高血压及水肿，临床表现为肾小球肾炎，甚至部分伴有急性肾衰竭，即血肌酐、尿素氮明显升高。

79. IgA 肾病如何诊断？

IgA 肾病实质为免疫病理诊断，因此其诊断依靠肾穿刺活检示肾小球系膜区的 IgA 为主的免疫复合物沉积，但需除外继发性 IgA 沉积。需注意的是紫癜性肾炎的病理表现与 IgA 肾病基本类似，无法经病理区别，因此有无紫癜病史是主要鉴别点。

80. IgA 肾病如何治疗？

IgA 肾病需要根据临床分型及病理改变给予相应治疗。单纯血尿建议动态观察；持续肉眼血尿可考虑大剂量激素冲击治疗；血尿、蛋白尿，一般予以血管紧张素转换酶抑制药（ACEI）类药物治疗，根据病情可选择联合应用激素或免疫抑制剂；肾病综合征表现的患者，在 ACEI 类药物基础上，考虑激素联合免疫抑制剂的治疗。免疫抑制剂多首选环磷酰胺或麦考酚吗乙酯。

81. IgA 肾病预后如何？

总体来说，IgA 肾病是一种预后不良的疾病。在被确诊为 IgA 肾病的患者中，20% ～ 30% 的患者在诊断后 25 ～ 30 年可进展至终末期肾病，即慢性肾衰竭尿毒症期。而 IgA 肾病的预后风险因素包括高血压、蛋白尿水平、肾脏病理分级及肾功能状态等。因此，一旦诊断 IgA 肾病，规律治疗、随访，并养成健康的生活方式，对改善预后有重要意义。

第七节   遗传性肾脏疾病

82. 肾脏疾病会遗传吗？

答案是肯定的。尽管大部分肾脏疾病不会遗传给下一代，或者不是由于遗传因素导致的，但是有些肾脏疾病确实是因遗传密码——基因缺陷引起的，这类肾脏疾病是可以遗传的。近年来，随着医学的进步和分子生物学技术的发展，越来越多的小儿遗传性肾脏疾病被了解和认识。遗传性肾脏疾病多有家族中多代、多人发病的特点。

83. 常见的遗传性肾脏疾病有哪些?

小儿遗传性肾脏疾病种类繁多,可分为以下几类。①遗传性肾结构病变:如多囊肾,包括常染色体显性遗传多囊肾和常染色体隐性遗传多囊肾;②遗传性肾小球疾病:以血尿为主者包括 Alport 综合征、薄基底膜肾病,以蛋白尿为主者包括多种遗传性肾病综合征;③遗传性肾小管、间质疾病:包括 Bartter 综合征、Dent 病、Liddle 综合征、肾小管酸中毒、肾单位肾痨-髓质囊性病等;④遗传代谢病:如 Fabry 病、糖原累积症等。临床上以遗传性肾小球疾病最为常见,特别是 Alport 综合征和多种遗传性肾病综合征。遗传性肾脏疾病的遗传方式包括 X 连锁显性遗传、常染色体显性遗传和常染色体隐性遗传。

84. 遗传性肾脏疾病对小儿有什么影响?

各种小儿遗传性肾脏疾病的发病率大约在数十万分之一至万分之一不等,但其种类繁多,因此遗传性肾脏疾病患者的总数还是较多。而且很多小儿遗传性肾脏疾病与儿童生长发育相关,一方面因为有些遗传性肾脏疾病的致病基因如 WT1 等同时调节或影响其他组织的发育,另一方面因为有些遗传性肾脏疾病本身进展如慢性肾衰竭等影响机体的生长发育。因此遗传性肾脏疾病对小儿生长发育有很大的危害,包括疾病本身的危害、误诊误治的危害以及对可治性肾脏疾病漏诊造成的危害等。

85. 遗传性肾脏疾病有哪些特点?

第一，遗传性肾脏疾病属于遗传性疾病，大多数患者有肾脏疾病家族史，即家族中有类似的肾脏病患者，但部分遗传性肾脏疾病患者可以无肾脏病家族史。第二，大部分遗传性肾脏疾病发病年龄较小，如先天性肾病综合征、常染色体隐性遗传多囊肾等，但也有部分遗传性肾脏疾病是在成年后发病，如常染色体显性遗传多囊肾。第三，大部分遗传性肾脏疾病药物治疗效果差，如遗传性肾病综合征，常表现为激素耐药，蛋白尿很难控制。第四，大部分遗传性肾脏疾病会进展至尿毒症，需要透析和肾移植治疗。

86. 遗传性肾脏疾病能治愈吗?

虽然家长的期望是美好的，但现实是残酷的，答案是否定的，遗传性肾脏疾病不能治愈，只能延缓进展、控制病情和采用肾脏替代治疗。遗传性肾脏疾病是由与肾脏有关的基因异常导致的肾脏结构、功能异常的疾病，因此基因治疗是治愈遗传性肾脏疾病的根本方法，但是目前基因治疗尚处于科学研究阶段，没有应用到患者治疗中。目前遗传性肾脏疾病的治疗方法包括药物治疗、腹膜透析、血液透析、肾移植等。对于大多数遗传性肾脏疾病，其肾移植治疗效果优于后天获得的肾脏病，如糖尿病肾病等。

87. 遗传性肾脏疾病的诊断手段有哪些?

任何一种遗传性肾脏疾病的诊断思路都包括临床、肾脏病理和基因诊断。首先，家族系谱分析，即绘制系谱图，可以帮助判断有家族遗传史患者的疾病遗传类型、携带者及评估患病风险，是遗传性肾脏疾病诊断的基础；其次，尿液检测、泌尿系超声检查、肾组织活检、治疗反应等，可以初步筛查患者和进一步明确肾脏疾病病情轻重，是遗传性肾脏疾病诊断的常规；最后，基因检测，可直接明确患者及携带者的基因突变位点，是遗传性肾脏疾病确诊的关键。

88. 遗传性肾脏疾病可以进行优生优育吗？

遗传性肾脏疾病的预防非常重要，可以通过产前基因诊断和植入前基因诊断实现优生优育。产前基因诊断是指自然受孕后，怀孕早期取绒毛或羊水对胎儿进行基因诊断。植入前基因诊断是指体外受精，在胚胎发育到特定阶段且在胚胎植入母体前，取胚胎的 1 ～ 2 个细胞进行基因诊断。需要注意的是产前基因诊断和植入前基因诊断的前提是遗传性肾脏疾病的家系成员已经检测到了确切的致病性基因突变位点，对于没有进行基因诊断的家系或进行了基因检测但没发现确切的致病性突变的家系不能进行产前基因诊断。

第八节　儿童泌尿系统感染

89. 孩子总想小便且伴有排尿时疼痛和憋不住尿是怎么回事？

孩子总想小便且伴有排尿时疼痛和憋不住尿用医学术语说就是尿频、尿痛和尿急，我们把这三种症状统称为尿路刺激症状。通常来说，孩子如果出现尿频、尿急、尿痛的尿路刺激症状，提示孩子得了泌尿系统感染，需要家长带孩子到医院就诊，化验尿常规明确诊断。

除了泌尿系统感染，还有一些情况也会导致尿路刺激症状，如小女孩外阴炎，因局部刺激常常会有尿频、尿急的现象，小男孩包皮过长发生包皮炎时也会有局部刺激症状。另外，有些孩子尿频也可能是心理因素导致，我们称之为习惯性尿频，但是一定要先除外泌尿系统感染。另外，某些膀胱功能障碍性疾病也会导致尿频和憋不住尿，如膀胱过度活动，这些需要专业的泌尿科医生诊断。

总之，孩子如果总想小便且伴有排尿时疼痛和憋不住尿，家长需要重视，及时带孩子就医。

90. 什么是泌尿系统感染？

泌尿系统感染即尿路感染，是指尿路（膀胱、输尿管、肾盂）存在增生的细菌，引起局部组织感染和炎症。按照感染部位，泌尿系统感染可以分为上泌尿道感染（肾盂肾炎）和下泌尿道感染（膀胱炎、尿道炎）。主要由肠道细菌上行感染所致，其中80%为大肠埃希菌感染。泌尿系统感染是小儿时期的常见病，是儿童发热的常见病因之一，与小儿泌尿系统畸形尤其是膀胱输尿管反流密切相关，易导致反流性肾病及肾瘢痕形成，可能导致成年期高血压和终末期肾衰竭。

91. 泌尿系统感染的临床表现有哪些？

儿童泌尿系统感染常缺乏特异性的临床表现，尤其是婴幼儿，特异性更差。急性泌尿系统感染随孩子年龄不同，临床表现不同。出生 3 个月内的婴儿可以表现为发热或体温过低、哭闹、呕吐、喂养困难、黄疸、面色发灰、体重不增、血尿或脓尿等，3 个月以上的小婴幼儿常有高热、寒战、呕吐、拒奶、腹痛、尿中异味、尿液混浊、尿色异常等。大一点儿的孩子可以表现出较特异的尿路刺激症状：尿频（总想尿，但每次尿的不多）、尿急（憋不住尿）、尿痛（排尿时疼痛），若出现高热、腰痛应注意有无上尿路感染。反复泌尿系统感染的孩子应注意面色苍白、消瘦、精神不振、生长迟缓等表现，还应注意有无尿失禁、尿潴留、排尿不畅等神经源性膀胱的表现。

92. 泌尿系统感染如何诊断？

由于儿童泌尿系统感染常缺乏特异性表现，如果孩子出现不明原因发热就要考虑泌尿系统感染的可能，年长的孩子可以自诉排尿困难、排尿疼痛、尿频等。除临床表现外，泌尿系统感染的诊断主要依靠尿液检查。最方便的检查就是尿常规检查。尿常规检查如果发现白细胞增多（清洁中段尿离心沉渣镜检白细胞 ≥ 5 个 / 高倍视野），即可怀疑泌尿系统感染。尿细菌培养及菌落计数是诊断泌尿系统感染的主要依据，通常认为清洁中段尿培养菌落计数 > 10^5/ml 可确诊。但是必须强调尿培养结果的意义与恰当的留尿方式密切相关。必须是清洁中段尿培养出细菌才有意义。如果多次培养都是同一种细菌生长意义更大。

93. 泌尿系统感染如何治疗？

对于泌尿系统感染急性期的孩子，最主要的是抗生素治疗。对于能够耐受口服抗生素治疗的孩子，可给予口服抗生素治疗，经验治疗一般选择头孢菌素；对于不能耐受口服抗生素的孩子，如有呕吐等情况，可先给予静脉抗生素治疗 2～4 天，等孩子一般状态好转再改为口服抗生素；对于 3 个月以下的婴儿，建议全程静脉抗生素治疗，抗生素一般疗程 7～14 天，治疗 48 小时后需要找医生重新评价临床症状，复查尿常规，评估抗生素效果。如有条件，最好在应用抗生素治疗前留取尿培养和药敏检测，可以明确感染细菌的种类，以根据药敏试验结果选择针对性的抗生素。除了抗生素治疗外，泌尿系统感染的孩子要多饮水，女孩要注意清洁外阴。对于反复泌尿系统感染的孩子，在控制急性发作后需考虑使用预防性抗生素治疗。另外，需要详细检查有没有泌尿系统畸形、膀胱输尿管反流。如果有泌尿系统畸形和严重膀胱输尿管反流，需要行外科手术治疗。

94. 为什么会反复患泌尿系统感染？

反复泌尿系统感染是指两次及以上的上泌尿系统感染，一次上泌尿系统感染加一次下泌尿系统感染，或者 3 次及以上的下泌尿系统感染。我们的泌尿系统正常情况下是具有抗反流和抗感染的功能的，因此一般不应该反复患泌尿系统感染，尤其是伴有发热和全身症状的上尿路感染。因此对于反复泌尿系统感染的孩子需要注意寻找原因，那么什么原因导致儿童反复患泌尿系统感染呢？

对于反复患泌尿系统感染的儿童，尤其是 2 岁以下的孩子，一定要注意孩子的泌尿系统是否存在先天发育异常，也就是泌尿系统畸形的问题。最常见的是膀胱输尿管反流，另外还有后尿道瓣膜、重复肾畸形等。因此，我们建议对于小于 2 岁的孩子如果患有伴随发热的泌尿系统感染（一般多为上尿路感染）需要常规做泌尿系统超声检查，初步除外泌尿系统畸形。如果超声上显示存在肾盂或输尿管积水或扩张等表现，高度提示泌尿系统畸形或者膀胱输尿管反流的可能，需要做进一步的检查。对于泌尿系统超声正常的儿童，如果发生反复泌尿系统感染也需要再做进一步检查了解泌尿系统结构是否正常。

第九节　肾衰竭

95. 什么是肾衰竭？

肾衰竭就是大家常说的"尿毒症"，学名又称"终末期肾病"。我们知道，肾脏是人体重要的"排毒"器官，当各种原因（包括肾脏疾病、全身免疫性疾病、某些药物毒物等）造成肾脏损伤，严重到一定程度时即可导致肾功能下降，肾脏不能正常工作甚至"罢工"时，会带来一系列后果，严重影响孩子的健康甚至危及生命，这就叫肾衰竭。

96. 小儿肾衰竭常见的病因有哪些？

各种原因，包括肾脏疾病、全身免疫性疾病、某些药物毒物等都会造成肾脏损伤，导致肾衰竭。但和成人不同，儿童肾衰竭更常见的病因是先天遗传性肾脏疾病（占 40% 左右），包括肾发育不良、遗传性肾小球肾炎、遗传性肾病综合征、囊性肾脏病和梗阻性肾脏病等；其次为原发性肾小球疾病（如 IgA 肾病、局灶性节段性肾小球硬化）、继发性肾小球疾病（如狼疮性肾炎、显微镜下多血管炎）等。

97. 肾衰竭对小儿有什么影响?

我们知道，肾脏是人体重要的"排毒"器官，肾脏"罢工"的后果非常严重。代谢废物无法排出、蓄积在体内，可对全身各个脏器造成严重的伤害。例如，尿毒症可以导致肾性贫血、高血压、心脏病、肾性骨病、脑病、电解质紊乱和生长发育落后等，严重时危及生命。

98. 小儿肾衰竭怎么办?

孩子一旦得了肾衰竭，肾脏无法正常"工作"，即需要开始肾脏替代治疗，也就是我们所知道的血液透析、腹膜透析或者肾移植。同时还需进行综合管理，包括饮食管理，给予药物治疗纠正肾性贫血、肾性骨病、身材矮小等合并症。令人高兴的是，目前肾脏替代治疗的技术和慢性肾脏病的管理方案已经很成熟，可以"保驾"孩子正常成长、学习和生活。

99. 小儿常见的肾脏替代治疗手段有哪些?

儿童常见的肾脏替代治疗手段包括腹膜透析、血液透析和肾脏移植三种方式。腹膜透析需要在腹部放置一根腹透管，通过腹透管向腹腔放入腹透液、留置一段时间之后再放出，每天重复数次，可以在家中进行；腹膜本身是半透膜，血中的水分、电解质和代谢废物可以通过腹膜交换到腹透液中并排出体外，在一定程度上替代肾脏功能。血液透析需要建立长期的血管通路（如静脉留置透析管、动静脉瘘等），血液通过血管通路流出体外、流经透析器"滤出"水分和代谢废物，最后再流回体内；血液透析需要孩子每周去医院 2～3 次、每次半天左右。而肾移植是将配型合适的供体肾脏通过外科手术移入体内，将供体肾脏和孩子自身的血管、输尿管相连，从而完全替代肾脏功能，术后需要长期服用抗排异药物；肾移植患儿的生活质量和长期预后要优于血液透析或者腹膜透析。

100. 小儿能进行肾移植吗？

儿童当然可以进行肾脏移植，目前儿童肾移植手术的外科技术、术后免疫抑制方案（"抗排异治疗"）已经比较成熟。国内儿童肾移植最小年龄可以到 1～2 岁，移植术后 5 年存活率在 90% 以上，移植肾脏平均存活时间 10 年左右；患者移植术后最长的存活时间国内在 30 年以上、国外可以到 54 年。同血液透析、腹膜透析相比，接受肾移植的孩子生活质量更高、预后更好。而且根据国际公认的原则，在器官捐献与网络分配系统的等待名单中，儿童患者被优先考虑。

101. 小儿肾移植和成人有什么不同？

和成人相比，儿童肾移植的手术难度相对大，同时移植后的免疫抑制方案也有一定的特殊性、不能全部照搬成人。此外，肾移植患儿经常存在身材矮小、生长发育落后的情况，虽然肾移植后会出现身高的追赶生长，但仍有部分孩子需要给予生长激素治疗以改善身高状况。还要特别注意的一点是，孩子在进入青春期后容易出现心理问题、依从性差（如自行停药、减药），因此容易出现病情波动、发生排斥反应甚至移植肾丧失功能，家长必须重视并正确处理孩子的心理问题，和医生一起帮孩子度过这个阶段。

第二章 肾脏内科疾病

第一节 肾脏疾病概述

1. 哪些人群容易患肾脏疾病?

肾脏疾病是严重危害人类健康的一类常见慢性病。一项全国调查显示每 10 名左右的成人中就有一个慢性肾脏疾病患者。因此,了解哪些人是肾脏疾病的高危人群对于疾病的早期防治尤为重要。以下人群容易罹患慢性肾脏疾病。

(1)糖尿病患者:在发达国家,透析患者最主要的病因是糖尿病;在我国,糖尿病是导致尿毒症第二位的病因,且近年来比例呈增加趋势。随着罹患糖尿病时间延长,尤其患病时间超过 5 ～ 10 年的患者,出现糖尿病肾病的风险会增高。

(2)高血压患者:血压高会加重肾脏负荷,长期高血压也会引起肾动脉的硬化,引起肾损害。随着罹患高血压的时间延长,肾脏损害的风险也随之增加。高血压病史如果超过 10 年,出现蛋白尿的风险增加 2 倍,肾功能下降危险增加 1 倍。

(3)经常应用某些药物和日用品者,这其中包括:①解热镇痛药,如复方阿司匹林片、对乙酰氨基酚(扑热息痛、泰诺林)、布洛芬(芬必得)、百服宁(主要成分对乙酰氨基酚、盐酸伪麻黄碱)等。长期规律服用上述药物（累计剂量 1～2 kg 以上），肾脏毒性更明显，尿毒症的风险增加近 3 倍。②某些中草药，如含马兜铃酸的中药（如含关木通的龙胆泻肝丸）会增加肾脏疾病的风险。此外，服用这类药物后泌尿系肿瘤的发生风险亦增高。③滥用不明成分保健品、美白产品（如美白面膜、美白护肤品）、染发剂也可出现肾脏病。

（4）老龄（＞65 岁）：随着年龄的增加，存在生理性的肾功能下降；此外老年人并存疾病多（如合并糖尿病、高血压）、合并用药复杂，这些都是肾脏疾病的易患因素。

（5）其他：肥胖、高尿酸血症、脂代谢紊乱等代谢异常因素会增加肾脏病的发生风险。有肾脏疾病家族史罹患慢性肾脏病的可能性也高于其他人群。

综上，对于肾脏疾病的高危人群，需要重视早期筛查，以免延误对于疾病的诊断、错过最佳治疗时机。

2. 如何预防肾脏疾病?

慢性肾脏疾病具有高患病率、高医疗花费、高心血管疾病风险的特点，它已经成为当今威胁全球公共健康的主要疾病之一，亟需早期防治。防治内容主要包括：

（1）肾脏疾病高危人群的定期筛查。筛查内容包括血压、尿常规（或者尿白蛋白肌酐比）、血肌酐。对于肾脏病高危人群（如高血压、糖尿病，或者有肾脏疾病家族史者），应该至少每年监测一次上述指标。如发现尿常规蛋白阳性或者尿白蛋白肌酐比＞30 mg/g，或者血肌酐水平超过正常参考范围，需到肾内科就诊进一步评估。需要指出的是，即使血肌酐水平在正常范围内，如估算肾小球滤过率＜60 ml/(min·1.73 m^2)也提示肾功能异常。

（2）控制肾脏疾病发生发展的危险因素，这其中包括：①高血压：无蛋白尿者血压控制的靶目标为 140/90 mmHg 以下；有蛋白尿者靶目标为 130/80 mmHg 以下；老年人或者有基础心脑血管疾病者，血压控制不必过于严格，以免血压过低导致心、脑等重要脏器的灌注不足。②高血糖：每 3～6 个月复查糖化血红蛋白，控制在 7.0% 左右；③蛋白尿：持续存在的蛋白尿会导致肾功能的损害。降低蛋白尿可延缓肾功能进展，首选药物为血管紧张素转化酶抑制药或血管紧张素受体拮抗药。这类药物为降压药，同时有降低尿蛋白的作用，需在医生指导下服用。

（3）生活方式的调整，包括：低盐饮食（氯化钠 < 5.0 克 / 天）；减肥，控制体重（BMI 20～24 kg/m^2）；戒烟；适当运动（每周至少 5 次，每次至少持续 30 分钟）。

（4）避免服用肾毒性药物：解热镇痛药，含马兜铃酸的中草药等可导致肾脏损害。此外，滥用一些不明成分的偏方、保健品、抗生素等导致的肾损害也屡见不鲜。

最后，肾脏疾病的预防在于早发现、早治疗。全科医生是慢性肾脏疾病防治的第一线卫士，对于肾脏疾病高危人群的认识、关注、筛查以及复杂肾脏疾病的及时转诊是肾脏疾病早期防治的核心环节。此外，提高肾脏疾病高危人群的自我知晓亦是疾病防治的重要组成部分。

3. 腰痛是否是患了肾脏疾病？

腰痛是临床上常见的症状。国人受传统中医理论影响，认为腰主肾，出现腰痛就以为自己的肾出了毛病，常有患者以腰痛为主的不适症状到肾内科门诊就诊。然而实际上，以腰痛为首发表现的肾内科疾病并不多见。

肾实质并无感觉神经分布，发生病变时无痛感。但是，肾包膜、肾盂和输尿管上有感觉神经分布，受刺激或使其张力增高时可引起内脏神经痛；肾脏或肾周围病变侵犯局部肌肉或皮肤时可引起躯体神经痛。

按疼痛的性质和特点来说，腰痛可分为：①绞痛，突然发生的间歇性或持续性而阵发加重的绞痛，可放射至下腹部、会阴部及大腿内侧，患者辗转不安。最多见于肾、输尿管结石，绞痛后血尿或尿中发现结石对明确诊断有重要价值。②剧痛，为持续性剧烈的胀痛，多为肾实质或肾周围化脓性炎症所致，是内脏神经与躯体神经痛的混合性疼痛。常见于急性肾盂肾炎、肾脓肿、肾周围炎、急性间质性肾炎及肾血管栓塞或血栓形成。③酸痛，多为间歇性，劳累时腰酸，平卧休息时缓解，常见于肾下垂、慢性肾盂肾炎、慢性前列腺炎及尿路静止结石。④钝痛，为持续性可耐受的隐痛，是病变对肾包膜和肾盂的牵拉和病变侵犯局部神经所致。可为一侧或两侧痛，多见于非感染性肾脏疾病，如急性肾炎、梗阻性肾病、肾盂积水、肾囊肿、肾肿瘤等。急性肾炎的疼痛多不剧烈，实验室尿液检查多可见蛋白尿、血尿，血生化及免疫学检查也有相应的改变；肾肿瘤在体检时有时可触及肿大的肾脏或包块，多半有血尿；这些疾病可行肾脏 B 超、CT 等加以明确。

肾脏内科疾病引起的腰痛的特点是：多数是双侧，疼痛不剧烈，与活动没有关系，肾区和输尿管走行部位一般没有压痛。

4. 浮肿是否是患了肾脏疾病？

浮肿（水肿）可能出现在很多部位，最常见的是眼睑和下肢，很多人会因为浮肿担心肾脏出了问题而来到医院就诊。肾脏疾病导致的水肿多有眼睑以及双下肢水肿，与活动无关，休息之后也没有明显的缓解，还可能出现尿少。水肿特别明显的一般出现在肾病综合征患者，眼睛可能肿成一条线，双下肢水肿可以按出小坑，男性患者甚至阴囊部位都出现水肿。而急性肾炎患者水肿的同时可能出现尿色加深呈洗肉水样，当出现上述水肿情况，就需要到医院就诊，通过化验尿、血等结果明确是否是肾脏出现了问题。

其实浮肿的原因有很多，除了肾脏疾病，还包括心脏疾病、肝脏疾病以及内分泌疾病等等导致的水肿。这些水肿各有特点，也多伴有其他的症状，比如心脏疾病引起的水肿可能有既往心脏病病史，甲状腺功能减退导致的水肿可能伴有淡漠、厌食、反应迟钝等，肝脏疾病引起的水肿主要见于肝硬化，可能伴有黄疸、蜘蛛痣等。有的浮肿与用药相关，最常见的导致水肿的药物是钙通道阻滞剂类的降压药（如氨氯地平等）。如果在新加某种药物后出现水肿，需要考虑与药物相关。除了上述水肿，还有一种原因未明的水肿称为特发性水肿，多见于妇女，往往与月经的周期性有关。另外有一些水肿并不是由疾病导致，而是与生活习惯相关，这些习惯包括在睡前大量喝水、经常久坐不动、平常饮食习惯口味重以及经常熬夜。推测这些习惯可能导致血液循环不佳，来不及将体内多余的废水排出去，水分滞留在微血管内，甚至回渗到皮肤中，便产生了浮肿现象。

综合以上，肾脏疾病虽然可以引起浮肿，但是浮肿也可以由其他很多原因造成，当出现浮肿时，需要及时到医院就诊明确原因。

5. 单纯血尿是否需要积极治疗？

　　血尿是肾脏内科及泌尿外科门诊的常见就诊原因，当尿沉渣里的红细胞超过 3 个 / 高倍视野的时候，就可以称之为血尿了。尿里红细胞增多到一定程度时，肉眼就可以发现这种异常。其中，单纯血尿指的是没有明确的全身性和泌尿系统疾病，不伴水肿、高血压等表现，也不伴蛋白尿、肾功能减退等化验异常的血尿。

　　有几个特殊情况需要提一下，有时候运动、直立等等也可以导致阵发的血尿，这些情况不需要紧张，在此不详细讨论了。

　　从来源讲，单纯血尿可以是肾小球来源的，也就是通常说的内科血尿（内科病导致的血尿，比如肾小球肾炎），也可以是非肾小球来源的，也就是通常说的外科血尿（外科病导致的血尿，比如肾结石），两者可以通过在显微镜下观察红细胞的形态进行区分。

　　如果是外科血尿，需要做一下泌尿系统的超声、CT等检查，看看是不是有肿瘤、结石等问题。必要的时候，泌尿外科大夫可能还会建议做膀胱镜等操作。如果发现了相应的病变，泌尿外科大夫会给出相应的治疗方案。

　　如果是内科血尿，单纯血尿主要是由以下 3 种疾病引起的：IgA 肾病、Alport 综合征、薄基底膜肾病。后两种都是遗传性疾病并且有不同的临床表现，所以对于医生来说，通过了解家族成员病史等方法是可以进一步鉴别的。对于成年人来说，如果没有肾功能不全的家族史的话，单纯血尿通常预后良好，肾功能可以长期保持正常。这种情况下一般不需要做肾穿刺活检，因为即使明确了病理诊断，绝大多数情况下也没有干预的必要。这种情况下也无需特殊药物治疗，定期复查尿检，监测血压和肾功能就可以了。但是部分表现为单纯血尿的患者可能逐渐出现高血压、蛋白尿甚至肾功能不全等情况，如果在监测过程中发现了这些问题，则需要进一步的处理。

6. 哪些药物会损害肾脏？

肾脏是人体代谢并排出代谢废物、化学物质、药物的重要器官，因此也是这些物质损伤的主要器官。这些损害可能是正常用法、用量治疗过程中与治疗无关的或意外的小概率事件，也可能是因为药物过量或者不合理使用出现的毒性反应，甚至还可能是因假药、劣药或添加剂所导致的有害反应。社会上流行一句话，"是药三分毒"，我们不应该胡乱吃药。可以引起肾脏损害的药物多种多样，既包括西药也包括中药，既有口服的也有外用、注射的。

西药中损害肾脏的药物最常见的是抗生素，多见于氨基糖苷类（链霉素、庆大霉素）、β 内酰胺类（如青霉素、头孢类）、喹诺酮类（如诺氟沙星、环丙沙星、左氧氟沙星）、大环内酯类、利福平、抗真菌药、抗病毒药（如阿昔洛韦、干扰素）等。其他常见药物包括非甾体抗炎药（常见对乙酰氨基酚、吲哚美辛、布洛芬）、解热镇痛药、抑酸药（如西咪替丁、奥美拉唑）、造影剂、免疫抑制剂、抗肿瘤药等。

值得重视的是，中药的肾损害也很常见。一般来说，人们对西药所引起的药物性肾损害比较了解，主要因为西药化学成分明确、临床前研究深入、临床研究程序复杂严格，其可能的副作用均在药品说明书中列出，因此警觉性大大提高。相比之下，中药监控相对薄弱，虽然众多方剂使用历史悠久，但是药理学、毒理学、药物代谢等研究起步较晚且不够深入。目前对中药肾损害的警惕和认识需要提高。导致肾损害的常见中药有近百种，包括植物类（如雷公藤、草乌、巴豆、夹竹桃、芦荟、土三七、马兜铃、关木通、棉花籽、松香等），动物类（如蛇毒、蜈蚣、鱼胆等），矿物类（如砷、汞、铅等）。近年来化妆品、染发剂所致的肾损害也越来越常见，主要是因为含有超标的汞。

药物性肾损害的表现多种多样，可表现为血尿、蛋白尿、尿量异常、肾小管功能异常、肾病综合征（常表现为尿中泡沫增多），也可以是急性肾衰竭或是慢性肾衰竭。大多数药物所致的肾损害有一定特征，是否及时就诊、及时处理直接影响预后，因为大多数患者及时停药、接受治疗后肾功能可完全或部分恢复。

"人吃五谷杂粮，难免会生病"，有病时不应该讳疾忌医、过度畏惧药物。药物性肾损害的预防在于提高对药物不良反应的认识，曾经有药物过敏史的应避免使用类似药物，遵医嘱合理用药，并在用药过程中密切监测肾功能的变化。

7. 哪些肾脏疾病的患者需要接受肾穿刺活检?

肾穿刺活检是经过穿刺取得肾脏组织，在显微镜下观察，从而确定肾脏疾病（特别是肾小球疾病）具体病理类型的一种检查、诊断方法。由于肾脏疾病的种类繁多，发病机制复杂，具有相同临床表现肾脏疾病的组织学改变并不完全一致。比如：同样是大量蛋白尿，其病理表现可能是微小病变，也可能是膜性肾病、膜增生性肾小球肾炎，它们的治疗方法、疗效及预后可能大相径庭。只有通过肾穿刺活检，才能明确病理类型，继而有针对性地选择治疗方法，避免延误治疗以及不必要的药物副作用。出现蛋白尿（伴或不伴血尿）的患者、短期内出现不明原因血肌酐升高的患者，怀疑全身性疾病累及肾脏的患者（如狼疮肾炎），以及临床诊断不明确或者经验性治疗疗效不佳的患者，需要接受肾穿刺活检。

有些患者害怕穿刺检查带来的创伤，实际上肾穿刺检查已经是一个十分成熟的操作，目前很多医院都是在 B 超引导下进行穿刺，肾穿刺活检的成功率非常高，一般不会误伤其他器官与组织或引起大出血。但也并非所有患者都适合肾穿刺活检，对于肾脏已经出现萎缩、拟穿刺部位有多发囊肿以及上尿路感染的患者，穿刺的风险增加。临床医生也会权衡利弊，只有医生考虑肾穿刺活检给患者带来的利大于弊时，才会建议患者肾穿刺活检。

8. 肾穿刺活检手术前后有哪些注意事项？

肾穿刺活检需要患者的密切配合。穿刺时，患者需俯卧位，腹部要垫一个枕头，将肾脏顶向腰背部，便于穿刺。摆好位置后缓慢吸气，使肾脏随吸气位置下移，一般要吸到最大量，然后憋住，此时不能吸气也不能吐气，避免穿刺时肾脏随呼吸上下移动，划伤肾脏，一般需坚持 15 ～ 20 秒，待医生嘱可以呼气后再吐气。术前患者应多次练习上述动作，避免因配合不佳导致穿刺失败。此外，因为肾穿刺后一般要卧床 24 小时，需提前练习床上小便，避免因不习惯而排不出小便。

由于手术时需 B 超引导，为观察清楚，应保持大便通畅，避免过多粪便干扰观察。如便秘，术前 1 ～ 2 天需服通便药，必要时灌肠。不吃豆类、奶类等易产气食品。肾穿刺活检当天一般不吃早餐，术前排空大小便。

术后根据医生要求卧床，一般术后 6 小时内要求平卧，24 小时后下床活动。如有腰痛、腹痛、尿色发红等及时通知医生。术后一个月内不要剧烈活动腰部，避免跑、跳、搬重物等，防止出血。

有些患者对于肾穿刺活检有畏惧、紧张情绪，实际上该操作技术成熟，并发症很少，可以把自己的担心和医生适当沟通，好的心理状态对顺利完成该检查也是十分重要的。

9. 应用激素治疗肾脏疾病时应注意哪些问题?

糖皮质激素（简称"激素"）是肾脏疾病治疗中的常用药物，主要用于抑制免疫与炎症，有静脉滴注和口服药物两种用药方式。

在激素治疗过程中，应特别注意以下方面：

（1）如口服药物，一般晨起顿服，或在医生指导下调整服药时间。

（2）严格执行医师制订的激素减量方案。

（3）密切监测药物副作用，并配合采取防治措施。

常见的糖皮质激素副作用及防治措施包括：

（1）感染：应用激素的患者，感染的发生率明显增加，包括细菌、真菌及病毒感染。常见感染部位包括皮肤及软组织、呼吸道、消化道、泌尿系统等等。并且由于激素可抑制发热等感染中毒症状，使之不易被早期发现。

（2）皮肤及软组织副作用：痤疮、紫纹、皮肤变薄、伤口愈合延缓、脱发、多毛、Cushing 外貌（满月脸、水牛背）等。

（3）水钠潴留、电解质紊乱：水肿加重、尿量减少、低钾、低钙，在大剂量冲击治疗时，尤为明显。需加强限盐，并适当利尿治疗，监测电解质水平。

（4）高血压：较为常见，需监测血压，并适当调整降压药物。

（5）消化道反应：恶心、呕吐，尤其对于有相应基础疾病的患者，可增加消化性溃疡、消化道出血的发生。部分患者需配合应用抑制胃酸等药物，并密切监测便隐血。

（6）血糖升高：对于原有糖尿病的患者，可使血糖进一步升高，从而需要调整降糖药物；对于血糖正常的患者，少数人可因使用激素而出现糖尿病，称为类固醇性糖尿病，停药后多数患者血糖可恢复正常。

（7）白细胞增多：一般对患者没有太大影响，但需警惕其掩盖感染引起的白细胞升高。

（8）骨质疏松：长期大量使用激素可导致骨质疏松，并使股骨头坏死的发生率增加。故需监测骨密度，配合口服维生素 D，并补钙。

（9）神经精神症状：可以表现为失眠、欣快感、焦躁，极少数出现抑郁。

（10）少数患者可出现月经紊乱。

故应用激素的患者，需低盐饮食，预防感染，监测血压、血糖，定期检测血常规、便隐血、电解质、骨密度等，并配合调整及加用相应药物。

10. 应用免疫抑制剂治疗肾脏疾病时应注意哪些问题？

免疫抑制剂在肾脏疾病的治疗中应用十分广泛，常用的免疫抑制剂包括环磷酰胺、环孢素、麦考酚吗乙酯、他克莫司、硫唑嘌呤、来氟米特、利妥昔单抗等。免疫抑制剂是一把双刃剑，发挥治疗作用的同时，存在不同的副作用，故应用免疫抑制剂时应注意如下事项：

（1）严格按医嘱用药，定期随访就诊，不能随意自行更改治疗方案。

（2）不同个体对药物代谢的差异很大，需密切监测血药浓度，遵医嘱调整药物剂量，以达到治疗效果，并防止药物中毒。

（3）避免自行使用未经医生同意的药物，包括其他免疫抑制药物或偏方。

（4）避免劳累，预防感染：应用免疫抑制剂的患者，感染的发生率明显增加，包括细菌、真菌及病毒感染，常见感染部位包括皮肤及软组织、呼吸道、消化道、泌尿系统等。故需警惕相关症状，及早就医，及时治疗，并定期检测炎症指标及免疫功能。

（5）应用免疫抑制剂的患者，需定期检测血药浓度、血常规、尿常规、便常规、肝肾功能、电解质、免疫功能等。

11. 肾功能不全有哪些常见的症状？

肾脏是身体的重要器官，掌管着排毒、排水，维持水、电解质、酸碱平衡的重任！肾脏功能不全了，几乎可以累及全身各个系统。那么，当肾脏生了病、出现肾功能不全，可能会有哪些常见表现呢？

（1）消化系统：消化道症状是肾功能不全患者的最早期和最常见的临床表现，早期多表现为食欲减退、厌食，继之可以出现恶心、呕吐、腹部不适、口中有尿臭味等症状。

（2）呼吸系统：患者可以因患有肺炎、纤维素性胸膜炎、肺水肿而表现为发热、咳嗽、咳痰、胸痛、呼吸困难等。

（3）心血管系统：患者可以发生动脉粥样硬化、心肌病、心包炎和心功能不全，临床表现为高血压、胸闷、胸痛、呼吸困难等。

（4）造血系统：贫血可能是许多尿毒症患者就诊时的常见症状，常表现为活动耐力下降。其次有的患者还可以表现为皮肤、黏膜瘀斑，鼻出血及月经量增多等。

（5）神经系统：中枢神经系统病变中最常见的神经系统表现为认知功能障碍和肌肉阵挛。这种肌肉阵挛起初可以表现为下肢不安腿综合征，病情进展时，持续时间延长，最严重时会导致昏迷和癫痫。感觉迟钝伴针刺或烧灼感是肾功能不全的患者常见的感觉神经末梢病变，主要见于透析患者。

（6）免疫系统：肾功能不全的患者可能存在细胞免疫和体液免疫缺陷，因而相对更容易出现细菌感染，结核感染的风险增加，并且出现对乙型肝炎病毒和丙型肝炎病毒清除缺陷。

（7）皮肤：皮肤病变比较常见，包括色素沉着、皮肤干燥和瘙痒，常常会影响患者的生活质量。

（8）其他临床表现还包括心理的改变，如焦虑、抑郁等，还有恶性疾病高发，如肝癌、肾癌等。

肾脏生了病，患者可以有一些前述的不舒服的感觉，可能会因此而就诊，但也可以没有任何不舒服，因此，肾脏疾病也常常被称为"沉默的杀手"，定期的体检就很重要了。

第二节　肾脏疾病患者日常注意事项

12. 血液中尿酸增高应该如何进行饮食和药物处理?

尿酸由体内的富含嘌呤成分的 DNA 和 RNA 代谢产生，尿酸水平过高对人体健康产生危害，可以造成痛风、结石和急、慢性肾衰竭，同时高尿酸血症对心血管系统有直接损伤作用。因此，维持正常的尿酸水平对人体非常重要。对于尿酸水平 420 ~ 600 μmol/L（7 ~ 10 mg/dl）的无症状患者给予非药物方法将尿酸水平控制于正常范围，对于尿酸水平 > 600 μmol/L（10 mg/dl）的女性和 > 780 μmol/L（13 mg/dl）的男性应给予降尿酸的药物治疗。

一般来讲进食肉类多易造成尿酸升高，多吃蔬菜水果可以降低尿酸。其中又以动物内脏、肉汤（长时间炖肉使大部分嘌呤进入汤中）、啤酒等嘌呤含量最高，其次包括大部分鱼类、贝壳类、肉类及禽类。需要注意的是有些蔬菜中的嘌呤含量也非常高，需要避免食用，这些蔬菜包括芦笋、菜花、四季豆、菜豆、菠菜、蘑菇（尤其是香菇）等。其他的大部分蔬菜和水果嘌呤含量较低，同时由于蔬菜水果属于碱性食物，可以促进尿酸的排出量增加，降低血尿酸。另外也需要多喝水，控制体重，不暴饮暴食。

当饮食不能控制尿酸水平时需要服用降尿酸的药物，其中价格低廉的别嘌呤醇是治疗高尿酸的首选药物。别嘌呤醇通过抑制尿酸的生成降低尿酸，但需要注意在肾功能不全时需要减量使用。大多数人可以安全地使用别嘌呤醇，但有人会出现严重的过敏反应，出现肝损伤和剥脱性皮炎。新型的降尿酸药物非布司他适用于使用别嘌呤醇过敏的患者。其他的降尿酸的药物还包括苯溴马隆，主要通过促进尿酸从尿中的排泄降低尿酸；降压药物氯沙坦也可以促进尿酸的排泄降低血尿酸。碳酸氢钠片通过碱化尿液也可以辅助降低血尿酸。

13. 慢性肾脏病患者如何控制蛋白质的摄入？

低蛋白饮食可以使慢性肾脏病患者肾功能下降的速度显著变慢。在肾功能衰退时，肾脏排泄蛋白质代谢废物的能力大大减退，蛋白质分解代谢的废物如尿素、肌酐、胍类等会蓄积在血中，成为尿毒症毒素。低蛋白饮食可减少蛋白质分解代谢物的生成和蓄积，从而减轻肾脏负担，延缓肾小球的硬化和肾功能不全的进展。因此，低蛋白饮食治疗是慢性肾脏病患者非透析治疗的重要手段。不是所有慢性肾脏病患者都需要低蛋白饮食，低蛋白饮食主要针对GFR 在 15 ～ 60 ml/min 的患者。

慢性肾脏病患者的蛋白质摄入需要从"重量"和"质量"两方面控制。首先从"重量"控制，当 GFR 25 ～ 60 ml/min 时，每天每个患者的蛋白质摄入量是 0.6 ～ 0.75 g/kg 体重，也就是一个 60 kg 的人需要摄入蛋白质 36 ～ 45 g。当 GFR 低于 25 ml/mim 时，每天每个患者的蛋白质摄入量是 0.6 g/kg 体重。为了避免营养不良的发生，必须保证足够的热量摄入，应该保证每天每千克体重 30 ～ 35 千卡的热量供应。患者食量较少时，在饮食烹制中可增加食糖及植物油类以达到短期内充足热量的摄入。同时如果能够在低蛋白饮食同时加上 α–酮酸

（开同）效果会更好。

从"质量"角度控制，低蛋白饮食中需要有50%以上的蛋白质来自优质蛋白质。其中牛奶、鸡蛋及水产肉类含高质量蛋白质的食品作为优质蛋白质的主要来源，而植物蛋白应限制摄入。长久以来豆制品被认为是植物蛋白的代表，被禁止食用，但是现代医学研究认为豆制品中的蛋白质虽属植物蛋白，但也是一种优质蛋白质，相对于谷类和蔬菜它含氨基酸仍较多，此外它还可以提供钙、维生素等有益物质。所以，肾病患者可根据病情适量选用。在避免植物蛋白摄入方面，多采用小麦淀粉（或其他淀粉）作为主食代替大米、面粉。包括淀粉类：如澄粉、太白粉、玉米粉、藕粉、凉粉、凉皮、冬粉、西谷米、粉圆、小麦淀粉等；精制糖类：如砂糖、果糖、冰糖、蜂蜜、糖果等；葡萄糖聚合物：如糖饴；油脂类：如橄榄油、山茶油、花生油等植物油等。下列食物在限制蛋白质的情况下可以限量使用：普通大米、面粉；干豆类：红豆、绿豆、豌豆仁、黑豆、花豆；面筋制品：面筋、面肠、烤麸；坚果类：花生、瓜子、核桃、腰果、杏仁；可用于替代部分主食的食品包括土豆、白薯、藕、山药、荸荠、芋头、南瓜、粉条。

14. 高磷血症的患者如何控制磷的摄入？

肾脏是磷的主要排泄器官，肾脏生了病就可能会出现高磷血症，诱发甲状旁腺功能亢进，随之带来骨折、骨痛，甚至血管和软组织钙化，增加心血管疾病的风险，影响肾脏病患者的生活质量，缩短肾脏疾病患者的生存期。因此我们需要想办法降低血磷水平，逆转这个过程。

首先，要管住嘴，减少摄入。磷多储存在营养丰富的食物当中，比如各种豆类，如毛豆、蚕豆、绿豆、豌豆、扁豆等，还有蛋白质含量丰富的食物，如奶制品（牛奶、奶酪、布丁、冰激凌等），坚果（如花生、瓜子等），动物内脏（如肝脏），还有零食（如薯片、巧克力、点心、软饮料等）。食物添加剂，如防腐剂、增色剂等，不仅含磷高，且吸收好。因此，以上高磷食物一定要少吃或者不吃。

其次，要会吃，挑选低磷食物。为了保证营养，动物蛋白往往必不可少，可是动物蛋白往往含磷高，那就要注意选择。如蛋清含磷就低，而蛋黄含磷就高，因此，选择进食蛋清就可以补充蛋白质，同时减少磷的摄入。再有，黄豆含磷高，但是豆浆的含磷量就低一些，相比黄豆来说，就可以适当喝豆浆来替代吃黄豆。此外，可以选择低蛋白淀粉（如玉米淀粉、红薯淀粉、土豆淀粉等）制作面食，或者进食低蛋白大米，既管饱，又不增加磷的摄入，一举两得。新鲜的瓜果蔬菜含磷很低，可以放心食用。

再次，要会做，通过不同的烹调手法，可以降低食物的含磷量。肉类食物就可以通过放在水中浸泡并煮沸来达到减少磷的目的。植物类食物可以选择温水浸泡来降低磷的含量。

最后，因为无法完全避免含磷食物的摄入，为了减少胃肠道的磷的吸收，还有一类药物可选，即磷结合剂。进餐时同时进食磷结合剂，如碳酸钙、醋酸钙、碳酸镧等，可以帮助磷从肠道排出，亦有助于高磷血症的控制。

15. 高钾血症的患者如何控制钾的摄入？

当肾脏功能受损时，肾脏调节钾代谢的能力明显降低，因此某些患者容易发生高钾血症，其最大危害是心律失常，呼吸、心搏骤停。对于这类患者，需要注意监测血钾，并注意平时钾摄入的控制，防止高钾血症的发生。

首先，认识高钾食物，避免过多摄入。新鲜的蔬菜水果含钾较高，如香蕉、柑橘、柳橙、桃子、西红柿、菠菜、空心菜等。干果类如无花果、大枣等，粮食如玉米、红薯、荞麦、大豆等，还有浓茶均含有丰富的钾，需要避免过多食用。因为钾易溶于水，所以可以在加工蔬菜前，先用热水焯一下新鲜蔬菜，利于钾的减少。此外，调味品中的钾含量也需要重视。例如，低钠盐和无盐酱油，其中的钠被钾所替代，如果肾病患者食用了这种调味品，自然容易发生高钾血症，应当注意避免。

其次，认识容易导致高钾的药物，避免服用。可能引起血钾升高的药物有以下几类：①补钾药，如枸橼酸钾溶液、氯化钾缓释片、门冬氨酸钾镁片等。②保钾利尿剂，如螺内酯、氨苯蝶啶。③肾素-血管紧张素-醛固酮系统抑制剂，如贝那普利、卡托普利、雷米普利、缬沙坦、氯沙坦等。④输注库存血过多。⑤其他，某些抗生素、环孢素、非甾体解热镇痛药、中药煎剂等。

最后，了解血钾升高的症状，及时就诊。高钾血症主要影响心血管系统和神经肌肉系统，其症状的严重性与血钾升高的程度和速度有关。当血钾缓慢轻度升高时，患者往往没有感觉。随着血钾的进一步升高，患者可以出现口周感觉麻木，接着出现四肢乏力，肌肉酸痛，最终影响呼吸肌、心肌，就可能出现呼吸、心搏骤停。当发生以上任何高钾血症的征兆时，一定要及时到医院化验血钾，并积极治疗，减少伤害。

16. 慢性肾脏病患者如何控制盐的摄入?

慢性肾脏病患者应注意低盐饮食,每日食盐的摄入量为 5 ～ 6 克。高盐饮食会升高血压,增加蛋白尿,加速肾功能的损伤,对慢性肾脏病患者的身体健康造成极其不利的影响。

如何才能做到低盐饮食呢? 我们需要针对不同的事物亮出"红绿灯"。"绿灯"食物:白糖、白醋、葱、姜、蒜、香菜、柠檬等调味品具有调味的作用,且含钠较低,可以作为调料食用。"黄灯"食物:沙司酱、甜面酱、耗油、豆豉、鸡精等食物,含有一定的盐分,应避免食用。"红灯"食物:各类酱菜、罐头、烟熏食品、酸菜等,含盐分极高,应禁止使用。

生活中,还应该怎样注意,从而减少盐分的摄入呢? 有如下的小窍门。充分发挥控盐勺的作用,严格控制盐分的摄入。不吃腌制食品、酱菜食品、罐头食品。远离加工食品,如熟食、半成品。限制部分调味品、慎用低钠盐和低钠酱油。在烹调时尽量利用食物本身的鲜味,不放置鸡精、味精等含钠的调味品。烹调时可适当利用葱、姜、蒜、糖、醋等味道代替咸味,以满足口感的需求。要在关火后放盐,这样盐的味道停留在蔬菜的表面,咸味程度高,达到限盐的作用。如果做菜时放了酱油,记住一定要少放盐,5 毫升酱油相当于 1 克盐。

17. 慢性肾脏病患者如何控制血压?

慢性肾脏病患者出现高血压无论是肾脏病造成的高血压还是因为高血压导致的肾脏损害都需要积极

地将血压控制到理想水平。一般血压控制的目标为 130 ～ 140/80 ～ 90 mmHg，超过 80 岁的老年人血压控制可以适当放宽。慢性肾脏病患者血压不易控制，往往需要使用超过两种以上降压药物治疗，在应用药物治疗以外，还需要从改善生活习惯、适当饮食限制等非药物治疗方面作为血压控制的基础。

低盐饮食是血压控制达标的基础保障。积极控制饮食中的盐摄入甚至可以使一部分患者不用降压药物。在此需要说明的是低盐并不是单纯炒菜不放食盐，除了食盐外，钠存在于很多食物和调味品中。尤其调味品，包括酱油、生抽、老抽、各种酱、鸡精味精、辣椒酱等。食物中包括油条油饼、煎饼、灌饼、肉类熟食、方便面、火腿肠等。另外，在外用餐包括饭店、食堂、路边摊点包括烤肉、麻辣烫等，都是导致高盐饮食的重要原因。

规律的体力活动可以改善心血管的适应性，有助于体重下降，并降低血压。体力活动量应逐渐增加，一般建议每日锻炼 30 ～ 45 分钟，每周锻炼 5 天，不适宜进行短时间剧烈的无氧运动。走路、游泳、骑自行车都是比较适宜的锻炼方式。运动会使血压升高，因此控制好血压是进行运动锻炼的前提。情绪平和也是血压稳定的保证。出现慢性肾脏病往往导致患者紧张焦虑，睡眠质量下降，这些都可以导致患者血压不稳定。因此应多和医生沟通，减少不必要的情绪波动，必要时需要在专科医生指导下服用一些药物改善情绪，以有利于血压控制。

在积极的生活方式调整和饮食控制的基础上，需要规律服用降压药物。服用长效降压药，可以增加用药的依从性，达到长久平稳降压的目的。

18. 慢性肾脏病患者感冒了该怎么办?

中国慢性肾脏病患者的比例已经超过 10%，具体来说，包括各种慢性肾小球肾炎、糖尿病肾病、高血压肾损害等等，这些患者出现上呼吸道感染（俗称"感冒"）是比较常见的情况。

对于这些患者感冒的治疗也有一定的特殊性。首先如果出现单纯的感冒，也就是我们常说的病毒感染，则本身就是一个自限性疾病，主要以支持对症治疗为主。常用于治疗感冒的西药（例如市面上常见的感冒通、白加黑等）通常含有解热镇痛药，这种药物本身就有一定的肾毒性，所以需要谨慎使用。如果体温明显升高、不得已时才使用解热镇痛药，但应该注意在使用过程中避免脱水，出汗时及时补充水分，预防肾脏因为身体失水过多而出现进一步的损伤。如果用药后出现尿量减少、水肿、皮疹等症状需到医院进一步诊疗。除了解热镇痛类药物，一些成分及副作用不明的中成药也需要谨慎使用。日常常见的肾毒性药物如两性霉素 B、庆大霉素、链霉素等在使用时需要得到医生的指导。此外，感冒本身也会引起肾脏疾病的恶化，部分患者在感冒好转之后肾功能可以部分或完全恢复，但有的患者肾功能的坏转是不可逆的，因此平时注意感冒的预防也是十分重要，比如在季节交替和流感季节减少外出，在人聚集的场所戴口罩，平时注意增强体质，在医生的指导下注射流感疫苗。

19. 早期糖尿病肾病有哪些表现，如何预防?

糖尿病肾病是糖尿病的常见并发症之一，临床表现有轻有重，严重时可以造成终末期肾病，也就是通常说的"尿毒症"，需要做透析，对患者的生活质量会造成非常不利的影响，也是导致患者死亡的重要原因。早期诊断糖尿病肾病有助于该病的早期正规治疗，对延缓肾功能恶化有重要意义。

那么，糖尿病肾病早期症状有哪些呢？有些糖尿病患者耳濡目染，可能知道，糖尿病肾病会水肿，尿里有很多蛋白，有些人肾功能还不太好，等等。但是，如果已经有这些明显的症状或者化验异常的时候，往往都不是"早期"了，糖尿病肾病通常已经比较严重了。

糖尿病肾病早期的化验异常为蛋白尿，量非常小，称之为"微量白蛋白尿"，从间歇性逐渐发展成持续性。糖尿病肾病早期通常不会有水肿等临床症状，肉眼也观察不到微量白蛋白尿，患者并没有什么特别的主观感受，所以，要早期发现糖尿病肾病，主要还是依赖于尿的化验结果。也就是说，得了糖尿病，定期检查、评估是很重要的。另外，也并不是说糖尿病患者尿里有蛋白就一定是糖尿病肾病，还是需要医生的仔细分析、综合判断的。

怎样才能预防糖尿病肾病呢？首先就是控制血糖，控制好了糖尿病，才能避免出现糖尿病的各种并发症。控制血糖主要包括饮食控制、口服降糖药和胰岛素治疗，并且需要监测血糖的水平。具体治疗方案医生需要根据患者情况拟定，所以一定要遵医嘱。合并高血压的患者应控制好血压，推荐的降压药物主要是血管紧张素转换酶抑制药（ACEI）/血管紧张素受体阻滞药（ARB）类的药物，因为兼具肾脏保护作用。还有很重要的一点就是要定期就医，定期复查，及早发现糖尿病肾病。即使发现了早期糖尿病肾病，也不要紧张，在正规的治疗手段下，是可以有效延缓疾病进程的。

20. 肾脏疾病患者能结婚生孩子吗?

很多患者可能会担心,患有肾脏疾病,是否可以结婚或者生育。总体上讲,多数肾脏疾病的患者都有机会结婚生子。对于男性患者来讲,在停用可能影响精子质量的药物后(除少数药物外),其生育功能受影响较小。对于女性患者,怀孕后整个孕期比较漫长,因此会更加担心结婚生子的问题。这个问题,我们需要从两方面考虑。首先,怀孕是否会加重女性患者的肾脏疾病?一般认为,大约有一半的女性肾脏疾病患者在怀孕过程中蛋白尿会增加。有1/4 左右女性患者会出现高血压,甚至出现子痫。但是这些病情变化在分娩后一般可以好转。另外有一些女性患者可能更加担心怀孕对于肾功能的影响。通常来讲,对于肾功能正常或者仅仅轻度受损的患者,怀孕不会造成明显的肾功能恶化;而对于已经出现中度甚至重度肾功能损伤的女性患者,怀孕很可能会进一步加重肾功能损伤。对于这些女性患者,通常不建议怀孕。此外,有的女性患者可能担心自己的肾脏疾病是否会对胎儿造成不利的影响。患有肾脏疾病的女患者,其胎儿发生早产、低出生体重、胎儿发育不良、胎停育等风险会有所升高,其风险为没有肾脏疾病的健康女性的 2 ~ 4 倍。所以,一旦怀孕,需要严密监测胎儿的生长发育情况。因此,对于合理用药、病情较轻且肾脏疾病控制相对稳定的肾脏疾病患者,怀孕通常不会造成严重的后果。

21. 妊娠期常见的肾脏疾病有哪些?

　　怀孕的女性不仅仅是体型的改变,体内的很多脏器都会发生相应的变化以适应孕期的需要。同样,肾脏在孕期也会发生一定的变化,而且会由于一些特殊的原因发生疾病。主要包括以下几种:①先兆子痫。相信多数孕妇对该病都有所耳闻,这是孕中期和晚期常见的孕期疾病。该病可以表现为肾脏受累,如水肿、蛋白尿,同时合并高血压等表现,严重者甚至出现肾功能异常。该病通常分娩后病情会有所好转。②泌尿系统感染。怀孕过程中,增大的子宫会压迫输尿管,造成尿液排出不畅,且孕妇尿液中存在有利于细菌生长的物质,因此孕妇更容易出现泌尿系统感染。个别孕妇甚至发生严重的肾盂肾炎,造成严重的母婴并发症。因此孕期的泌尿系统感染需要积极治疗。③妊娠期相关性急性肾衰竭。急性肾衰竭是指肾功能在短期内迅速下降。对于妊娠期女性,可以由于某些特殊原因而发生急性肾衰竭。该情况临床少见,普通患者多不熟悉,包括肾皮质坏死,产后溶血性尿毒症综合征等。原因多为一些产科并发症(如胎盘早剥,肾缺血等)或者与母体免疫和补体等系统异常有关。妊娠期相关的急性肾衰竭,通常病因复杂,病情较重,治疗难度较大,容易出现不良后果。因此需要孕妇尽早及时就诊,避免延误诊治。④孕妇原有肾脏疾病加重。某些孕妇在怀孕前即有肾脏疾病(例如慢性肾炎、狼疮性肾炎等),但是由于未进行产前检查没有发现,或没有按照医生指导治疗。怀孕后即可能造成病情反复或者加重。因此孕前需要常规检查是否患有肾脏疾病,如果已经患病需要到肾脏专业门诊就诊,指导治疗。

22. 如何预防慢性肾脏病急性加重？

慢性肾脏病在积极的药物、生活习惯和饮食控制的基础上，一般肾脏功能会长期比较稳定，进展比较缓慢，但在一些情况下会出现急性加重的情况，需要患者予以注意，定期复查肾脏功能，以便及早发现肾功能的急性加重。导致慢性肾脏病急性加重的原因主要包括原发病加重、血压突然显著下降或升高、劳累、感染等。

得了慢性肾脏病要尽可能明确导致肾病的病因，常见的病因包括原发性肾小球病、自身免疫性疾病（红斑狼疮、血管炎等）、高血压、服用肾毒性药物等。积极治疗原发病是慢性肾脏病患者肾功能保持稳定的关键。因为原发肾小球疾病和自身免疫性疾病导致慢性肾脏病的患者需要在专科医生指导下规律服用激素和（或）免疫抑制剂，不能因为这些药物有严重的副作用而拒绝使用或随意停用。

血压平稳对肾功能保持稳定非常重要，故要规律服用降压药物，定期家中监测血压。在存在腹泻、发热等身体水分丢失的情况下需要及时就医，让医生指导降压药物是否需要临时停用，并积极补充液体；在血压忽然升高的情况下需要及时去医院就医，明确血压升高的原因如出现肾动脉狭窄等，及时处理这些原因并调整降压药物的使用，尽快使血压控制平稳。

感冒等炎症会导致肾功能急性加重。在感冒好发季节需要避免去人多的公共场所，在肾脏原发病允许的情况下多喝水，可以在医生指导下服用维生素 C 等提高机体免疫力。感冒等炎症会导致肾炎患者血尿增加，加重肾功能恶化，在出现肉眼血尿的时候需要大量饮水并口服碳酸氢钠。是否需要服用抗生素、退烧药、感冒药和一些中成药，需要在医生指导下使用，以避免这些药物加重肾脏的损伤。

第三节　透析治疗

23. 什么情况下需要进行透析治疗?

我们都知道透析是尿毒症患者的主要治疗。很多研究已经显示过早或过晚开始透析治疗，都会给患者带来不必要的伤害，弊大于利。因此，透析时机的掌握事关重大。

那么，什么时候应该开始透析治疗呢? 透析治疗的指征并非仅仅根据一个血肌酐的数值，或者通过血肌酐计算而得的肾小球滤过率这一个指标而制定的，而是需要综合评估患者的临床症状、体征和化验检查来决定。

那么，当尿毒症患者出现哪些临床情况会让医生决定开始透析呢? 第一，当患者出现尿毒症严重并发症时，包括尿毒症性心包炎、尿毒症性脑病、严重代谢性酸中毒、高钾血症等。第二，当患者出现严重营养不良时。尿毒症患者常常会因为没有食欲，或者恶心、呕吐等胃肠道症状而进食减少，导致营养不良，身体抵抗力下降，诱发感染等。经过药物调整无效时，需要考虑开始透析治疗。第三，严重水钠潴留。由于肾脏是主要的排水器官，当肾脏功能受损，患者就会出现水钠潴留，水肿，甚至心力衰竭。最初表现为活动诱发的呼吸困难，夜间阵发性呼吸困难，严重时夜间不能平卧，甚至急性发作、喘憋加重，危及生命。

血肌酐只是参考标准之一，比如，糖尿病肾病患者，当"估测肾小球滤过率"（eGFR）低于 15 ml/(min · 1.73 m^2)

时，需要考虑透析治疗。而非糖尿病肾病患者，这个指标要低于 10 ml/（min·1.73 m²）才考虑透析治疗。但是如果患者一般情况良好，没有前述的临床表现时，如明显心力衰竭、严重营养不良等，透析时机就可以延迟。

　　由于这些指标的评估需要一定的专业知识，因此，患者很需要和医护人员沟通，让医生充分了解患者的目前状况，帮助患者决定合适的透析时机。

24. 透析的方式有哪些？各有什么优缺点？如何进行选择？

　　透析又称肾替代治疗，是肾衰竭之后，用人工的方法，部分替代肾脏的功能，主要目的是排出多余的水分和毒素。

　　透析分两大类，血液透析和腹膜透析。

　　血液透析是把体内的血液通过一条通路——透析管、自体动静脉内瘘或人工血管——引到体外，通过透析机中的滤器过滤掉毒素和多余的水分，再把干净的血液回输到患者体内。血液透析治疗需要患者到医院进行，每周3次，每次4小时。目前在一些发达国家，也有家庭式血液透析的模式，把透析机和水处理系统放在家中，患者足不出户即可以完成血液透析。相信在不久的将来，这种透析方式在我国也可以开展。

　　腹膜透析是利用患者自身的腹膜作为生物透析膜，把干净的透析液灌入患者腹腔（称为灌液），透析液在腹腔内停留一段时间（数个小时），利用弥散和超滤作用，清除体内代谢废物和纠正水、电解质紊乱，将含有毒素的透析液引流出来，再灌入新的透析液，就完成了一次腹膜透析。根据患者残余肾功能不同，每日需自行在家做多次腹膜透析，平均 3 ～ 5 次 / 日。腹膜透析系统主要包括腹膜和腹腔、透析液、腹透导管和透析液连接管路。更便捷的方式还有腹膜透析机，由机器自动完成灌液和放液的操作，患者只需在晚间睡前将腹透管与机器连接，在第二天晨起断开连接即可。腹透机可尽量减少患者日间腹透次数，有助于患者回归社会。

血液透析和腹膜透析的优缺点见表 2.1。

大部分患者无论选择哪种透析方式，预后是接近的，所以患者选择透析方式时需根据自己的个人家庭、原发病、合并症等情况与肾内科医生充分沟通。在年轻、无其他脏器并发症的患者中，腹膜透析患者预后更好，因其对残余肾功能保护好；而对于老年，有较多其他脏器（心、

表 2.1　血液透析和腹膜透析比较

	血液透析	腹膜透析（包括腹透机）
操作人员	医护人员	患者自己或家属
透析地点	医疗机构	家中进行
透析时间与频率	每次 4 小时，每周 3 次，时间固定需要听从医院安排，适合自控力和自理能力较差的患者	平均每日 3 ～ 5 次，时间比较自由，腹透时间可仅在夜间进行，患者可正常上班
透析通路	血管通路（动静脉自体内瘘、深静脉内置入透析管）	腹腔内置入腹膜透析管
是否需要穿刺	自体内瘘需要直接穿刺	不需要穿刺
常见并发症	血管通路相关并发症（感染、血栓）；血流动力学不稳定	腹膜炎，腹膜功能不良导致超滤衰竭，导管功能不良（如漂管等）
对于疾病是否有选择	适合老年人、并发症相对较多、容量负荷较重者	适合年轻人，并发症少，残余肾功能较好者

脑等）并发症的患者，血液透析略优于腹膜透析。

无论是哪种透析方式，都只能是部分替代肾脏功能，在透析之后，部分药物如降压药、纠正肾性贫血的药物（铁剂、促红细胞生成素）、纠正钙磷代谢紊乱和继发性甲状旁腺功能亢进的药物（如磷结合剂、活性维生素 D、拟钙剂等）均需要继续服用，以改善肾衰竭带来的并发症。目前，治疗终末期肾脏病最理想的方式仍然是肾移植。

25. 如何进行内瘘的保护?

建立动静脉内瘘需要通过手术将前臂靠近手腕部位的动脉和邻近的静脉作一缝合，使吻合后的静脉中流动着动脉血，从而形成一个内瘘。它为血液透析治疗提供充足的血液，是血液透析患者的"生命线"，因此一定要重视内瘘的保护。

动静脉内瘘建立后，造瘘侧手臂要注意保暖，不能受压，衣袖要宽松，不能佩戴过紧饰物，如手表等，避免提重物；夜间睡觉不要将造瘘侧手臂垫于枕后，尽量避免侧卧于造瘘手臂侧。去医院就诊时应主动提醒医护人员造瘘侧手臂不能测血压、输液、静脉注射、抽血等。动静脉内瘘手术后，需要 2～3 个月的成熟期，在此期间要适当活动造瘘侧手臂，可手握橡皮健身球进行锻炼。何时开始使用需要与医护人员沟通。

患者应该学会自我判断动静脉内瘘是否通畅，可用手触摸吻合口，如扪及震颤说明通畅；也可用听诊器听诊，如听到血管杂音则说明通畅。如果震颤、杂音消失，瘘管处疼痛，应及时去医院就诊。建议每日检查 2～3 次，这样才能早期发现问题。在出现腹泻、低血压时，要特别注意检查内瘘是否通畅。

每次透析后，止血带在压迫 10 ～ 15 分钟后松开，松开后观察 5 分钟，确定无出血后方可离开医院。如果仍有出血，可用手轻轻按压针眼，而不应该长时间系止血带，会造成堵瘘或动脉瘤形成，降低内瘘的使用寿命。回家的路上应注意观察穿刺的部位，以防出血。

要注意保持动静脉内瘘皮肤清洁，可用对皮肤刺激性小的浴液擦拭后用温水清洗。透析结束当日穿刺部位避免接触水，洗澡也应在透析 24 小时后待穿刺针眼完全愈合再进行。如皮肤瘙痒，不要抓挠，以防止皮肤破溃造成感染。

26. 如何更换腹膜透析液？如何降低感染风险？

腹膜透析的换液过程是患者将腹透液排出和灌入腹腔的过程。因腹膜透析管直接与腹腔相连，该过程应做到无菌，以将腹膜透析相关腹膜炎的风险降至最低。

（1）环境要求

透析期间应避免人员在周围走动，不养宠物，透析时为避免空气对流和扬尘，要关窗、关门，风扇也要关闭。每次透析前，室内用紫外线灯消毒 30 分钟以上；用含氯消毒液定期擦拭地板和家具。

（2）操作前患者 / 操作者卫生要求

患者衣服保持清洁，剪短指甲，去除污垢。透析前洗手：用洗手液充分揉搓手的每个部位（手指、指尖、手掌、手背、手腕），至少 40 ～ 60 秒。手消毒则采用含70% 乙醇（酒精）手消毒剂，持续 20 ～ 30 秒。患者戴口罩、帽子。更换拖鞋进入腹膜透析室。需要注意的是，在患者进行腹膜透析操作时，任何进入透析室的人员都要戴口罩，接触患者要洗手。

（3）操作过程

我们目前使用的系统（双联系统）含下列物品：腹膜透析液袋，透析夹（蓝夹子），连接管道，滚动夹和小帽。（图2.1）。

患者的操作过程分为准备、检查、连接、排气、引流、冲管、灌液、分离几个步骤（图2.2）。

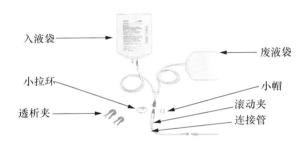

入液袋

废液袋

小拉环

小帽

滚动夹

透析夹

连接管

图 2.1　双联系统

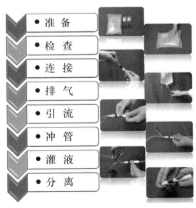

- 准 备
- 检 查
- 连 接
- 排 气
- 引 流
- 冲 管
- 灌 液
- 分 离

图 2.2　腹膜透析手工换液的步骤

　　为保证无菌操作，有几个关键点需要注意：①以下透析物品必须保持无菌：透析液，透析液袋外的短管（"注药口"），管道末端，管道内部，腹膜透析导管末端（如"连接管道"或"导管接头"），任何往透析液中加药的针头。②在连接透析导管末端和透析液管道末端时，拉去透析液袋上的小拉环，拧开透析短管前面的小帽子，将透析短管与透析液管路在无菌状态下快速对接，拧紧。③腹透液管路及外接短管对接或分离时管口要向前、向下，避免向上以减少污染（图2.3）。

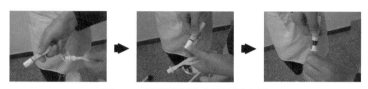

图 2.3　　无菌操作注意事项示意图

27. 如何护理好腹膜透析管外出口?

　　腹膜透析管路一旦植入且工作状态良好，只要患者需要透析，就将永久留置体内。如何保护好透析管路以确保它能很好地工作且不发生感染呢? 请记住以下五点：

　　（1）在触摸管路前请先洗手，谨防细菌通过管路进入腹腔。

　　我们建议使用以下规范的方法：

　　A. 湿手：流动水洗手。

　　B. 取液：用肥皂打出泡沫。

　　C. 揉搓及其方法：然后掌心相对，手指并拢相互搓擦：手心、手背、指缝、指关节、大拇指、指尖、手腕（图2.4）。

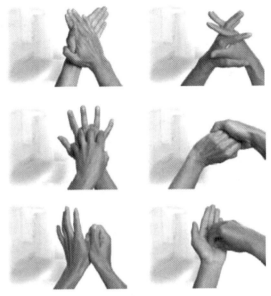

图 2.4　洗手步骤示意图

D. 冲洗：流动水冲洗。

E. 干燥：干手纸擦手。

F. 护肤。

（2）保持管路固定在皮肤上。这是防止管路被牵拉的一种方法。可以使用抗过敏的医用胶带，将管路蝶型固定在患者腹壁皮肤上。注意胶带距离外出口 1 ～ 2 cm 距离。

（3）切勿牵拉或扭曲管路。这会刺激或感染外出口，外出口周围的细菌会进入到腹腔。可以嘱患者戴腹透腰带，将腹透管插入腰带内避免牵拉或扭曲。

（4）不要在管路附近使用剪刀。如果你不小心剪断了管路，细菌就很容易进入腹腔。如果管路剪得太短，就必须另做手术。

（5）遵嘱护理管路外出口。每周至少进行两次外出口护理。在每次淋浴后都应进行外出口护理。切勿使用浴缸。

28. 外出口怎样进行早期和晚期护理?

（1）早期管路外出口处护理（导管植入不满6周）

一定保持外出口清洁干燥，换药时按无菌操作原则，注意洗手、戴口罩（换药者及患者均需戴）。

使用无菌生理盐水清洗伤口，然后用无菌棉签轻轻吸干或晾干后，用温和、无刺激的清洗消毒剂碘伏溶液，以外出口处为圆心，由里向外环形擦洗。注意不要让碘伏溶液进入外出口（图2.5）。

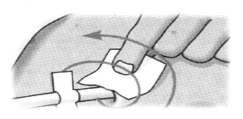

图 2.5 清洗外出口示意图

保持外出口的清洁干燥。

如出现痂皮，不要强行撕扯痂皮，可用无菌棉签蘸取生理盐水或双氧水（过氧化氢）浸湿泡软后，慢慢取下。

切勿牵拉腹膜透析管，稳妥地固定导管。

用柔软、透气性良好的敷料（如美敷）覆盖外出口。

避免洗浴，可擦浴。

（2）长期管路外出口护理指南（导管植入超过6周）

保持外出口的清洁干燥。

定期检查外出口有无红、肿、分泌物；按压出口和隧道有无疼痛。

预防损伤，保护导管。

无感染时可正常淋浴（彻底冲洗全身及外出口周围皮肤）。切勿盆浴。

沐浴后进行外出口的护理［用碘伏由里向外环形消毒，在外出口涂上百多邦软膏（莫匹罗星），覆盖，也可不盖敷料］。

用胶布固定好导管。

第三章　泌尿外科疾病

第一节　肾移植

1. 什么情况下需要进行肾移植?

  肾脏通过产生尿液排除机体新陈代谢过程中产生的废物和多余的水分，从而调节体内代谢产物的浓度，保持机体内在环境的稳定。肾脏类似于人体的一个下水道，通过排出废物使人体免受疾病的困扰。如果下水道出现问题，那么这些代谢产物无法排出体外，在体内集聚，损伤机体的各个器官和系统，造成器官功能受影响，从而带来各种各样的问题。

  一些肾脏本身的疾病，例如肾炎和肾病，各种药物对肾脏的损伤，都会导致肾脏出现急性或慢性损伤。如果损伤得不到修复，逐渐进展下去就会成为终末期肾病，也就是所谓的"尿毒症"。尿毒症的患者常常表现为全身浮肿、恶心、呕吐、乏力、食欲下降等症状以及机体各个系统功能的大幅下降。

  这些患者需要外在的帮助来排出体内的代谢废物。一种途径是通过透析治疗，也就是通过外界的、人工的途径来替代肾脏的工作，但是不管是血液透析还是腹膜透析，都会给患者带来极大的不便甚至痛苦，而且这种替代毕竟不是机体正常的排出废物途径，会带来各种各样的并发症。肾移植通过往体内植入一个健康的肾脏，来替代原来失去功能的肾脏进行工作，从而帮助机体排出代谢产物，继续保持机体的健康。

2. 什么是肾移植？需要切除原来的肾吗？

人们习惯将医学上的肾移植俗称为"换肾"，但其实肾移植不是用新肾去置换原来的肾脏，而是将新肾植入患者的体内，一般是髂窝部。将肾动脉和肾静脉分别与受体的大动脉和大静脉吻合，将输尿管与膀胱相吻合，这样血液就可以进入新植入的肾脏，经过肾脏的滤过，代谢产物被排出体外，替代了原来肾脏的功能。

体内原本的肾脏一般不会被切除。一方面，切除原来的肾脏会增加手术难度，可能带来一些手术并发症；另一方面，有些肾脏还残存一定的功能。这样，体内一般会有 3 个肾脏。肾脏移植目前被认为是治疗尿毒症最理想的方法。患者植入一个健康的肾脏，术后可以纠正尿毒症和终末期肾病的全身并发症，生活质量与常人无异，这是每一位尿毒症患者所向往的。而且移植的长期费用要比透析少，术后第二年起费用明显减少。成功的肾移植可以使患者不必承受反复透析之苦以及透析过程中的各种并发症，同时也更为经济。

1954 年世界首例同卵双生兄弟间肾移植成功，经过半个多世纪的努力，已有几十万例尿毒症患者接受了肾移植的治疗。我国肾移植工作开始于 20 世纪 60 年代，由著名泌尿外科专家吴阶平院士做了第一例肾移植手术。目前我国肾移植无论数量还是质量均位居世界前列。

3. 任何人都可以捐献肾脏吗？供体需要什么条件？

2007 年国务院通过《人体器官移植条例》，条例规定：活体器官捐赠者必须年满 18 周岁且具有完全民事行为能力；接收人限于配偶（仅限于结婚 3 年以上或者婚后已育有子女）、直系血亲或者三代以内旁系血亲，或因帮扶等形成亲情关系（仅限于养父母和养子女之间的关系、继父母与继子女之间的关系）的人员。

一般要求供体年龄在 20 ～ 50 岁为最佳，对年龄大于 65 岁的供者，应该详细评估供肾的功能以及供者的身体状况。高龄供者围术期风险远大于年轻供者，且供者的长期肾功能有可能不如年轻供者。

供者既往无高血压、糖尿病、冠状动脉粥样硬化性心脏病（冠心病）等慢性疾病，未患感染性疾病，例如丙型肝炎、获得性免疫缺陷综合征（艾滋病）等，无吸毒或药物成瘾史，评估供肾的肾脏功能良好；无症状的单个肾结石，排除代谢异常或者感染所致，可以考虑移植。排除遗传性肾脏疾病，排除恶性肿瘤。对于尸体供肾来说，以脑外伤供体最为适宜，应该详细了解病史、体检和必需的实验室检查，包括血型、肝肾功能、病毒学指标等。

4. 接受肾移植需要哪些条件？

接受肾移植者首先必须是各种原因导致的不可逆的终末期肾病，也就是所谓的尿毒症。年龄在 65 岁以下，全身状况良好，但年龄并非绝对。心肺功能良好，能够耐受手术。活动性消化性溃疡术前已经治愈。如果有新发或复发的恶性肿瘤，需要经过手术等治疗后稳定 2 年以上无复发。肝炎活动已控制，肝功能正常。结核患者术前经正规抗结核治疗明确无活动。没有精神障碍或药物成瘾。

如果是未经治疗的恶性肿瘤患者，结核活动者，艾滋病或肝炎活动者，药物（包括止痛药物或毒品）成瘾者，进行性代谢性疾病（如草酸盐沉积病），近期心肌梗死，存在持久性凝血功能障碍者如血友病，估计预期寿命＜ 2 年，其他脏器功能存在严重障碍包括心肺功能、肝功能严重障碍者严禁接受肾移植。

5. 肾源是如何保存的？ 可以保存多久？

对于无心跳（心搏）的脑死亡供体，为保证供肾质量应注意供体休克时间不能过长。在未给予肾脏局部降温之前，供肾缺血的时间最好不超过 10 分钟，也就是说摘取肾脏的时间最好不超过 10 分钟。快速摘取肾后马上冷灌注，即低温保存，以一种类似细胞内液的冷溶液灌洗肾脏，快速降温，冲净血液。然后将肾脏放入有相同溶液的无菌塑料袋，溶液中不含镁离子，以防止在肾脏表面形成沉淀。

低温保存的目的是降低肾脏的新陈代谢率，延长肾脏耐受缺血的时间，缺血时间最好不超过 24 小时。因为如果长期得不到血液供应，肾脏将失去功能，移植也将失去意义。尽管缺血时间为 48 ～ 60 小时或更长的供肾，已有能移植成功者，但超过 24 ～ 36 小时发生无功能肾脏的机会大大增加。在活体供肾时，供者与受者同时手术，肾脏缺血时间只有几个小时，保证了供肾的质量，降低了因为缺血时间过长导致的移植肾功能受影响。

6. 捐献肾脏会出现哪些问题？人体少了一个肾脏影响生活吗？

捐献肾脏需要经历手术切除，这存在一些风险。美国一些较大的研究对活体供者死亡率的评估结果显示，手术期间、包括手术后恢复期间，死亡率为 0.02%，最常见的死亡原因是肺栓塞、心血管意外，主要包括心肌梗死和心律失常。供体在手术后恢复期间也面临出血、感染等风险，虽然随着技术的成熟，这些风险发生的概率很小。

从生理学上看，每个肾脏各拥有 100 万个肾单位。这些肾单位是肾脏排出机体代谢产物，形成尿液的基本结构和功能单位，而排出机体的代谢产物仅需不到 100 万个肾单位进行工作即可完成。人体拥有两个肾脏本身就是一种功能储备，实际上，一个肾脏工作即可满足正常情况下的机体滤过代谢产物的功能。一些临床研究也发现，存活的供体肾功能正常，未观察到肾功能在短期内大幅度减退的现象，并且随着年龄的增加，供者肾功能下降趋势与正常健康人相似。当然也有报道，活体肾移植供体若干年后发生慢性肾衰竭（尿毒症），并且需要血液透析或肾移植。

虽然捐献肾脏会带来近期和远期的一些问题，但总的来说，规范的肾脏捐献发生这些风险的概率不像人们想象中那么大，而且带来的后果也远不像我们想象中那样严重。

7. 如果需要肾移植，从活体身上获得的肾更好还是从尸体身上获得的肾更好？

我国肾移植早期供肾来源以尸肾为主，活体肾移植仅占非常小的比例。随着我国器官移植法律法规的不断完善和肾移植工作的逐步规范，尸肾来源的肾移植逐步减少，活体肾移植的数量和比例不断增加。

活体肾移植相比尸肾有明确的优越性：

（1）活体供肾扩大了供肾来源，缩短了受者等待时间。

（2）亲属之间存在着一定的遗传相似性，亲属供体来源的肾脏比尸体来源的肾脏更容易与受者相配，可以降低术后出现排斥反应的发生率。这样，远期的免疫抑制剂的维持剂量可能比尸体供肾用量小，因而降低了免疫抑制剂的副作用。

（3）尸体来源的肾脏毕竟术前检查时间有限，手术属于争分夺秒，可能一些问题未发现。而活体供肾术前可以全面地对供肾质量进行检查与评估，可以选择一个恰当的手术时机。

（4）尸肾切除时肾脏已经没有血液供应，而活体供肾切取是在有充分血液供应的前提下进行，缩短了肾脏缺血的时间，供肾质量有保证，发生不良反应的可能性明显降低。目前，器官来源严重短缺是世界移植领域所面临的一个普遍性问题，极大地限制了肾移植的进一步发展。在此情况下，亲属活体肾移植不仅增加了尿毒症患者接受肾移植的希望，也能带来相比尸体供肾更高的安全性。

8. 接受肾移植后能维持多久？容易发生哪些问题？

肾移植术后患者可获得较长的生存期，最长已有40年的报道。肾移植术后的并发症有：

（1）感染。尿毒症患者本身存在免疫力下降问题，再加上患者承受了一个较大的血管及泌尿系统手术，抵抗力更会下降；另外，免疫抑制药物的应用，加大了感染的概率。常见感染部位有肺部感染、尿路感染等。

（2）心血管系统并发症。肾移植术后心血管系统并发症是导致死亡的第二常见原因，包括高血压、心力衰竭、高脂血症等。

（3）消化系统并发症，包括肝功能异常、上消化道出血及急性胰腺炎等。

（4）内分泌和代谢异常，包括高钙血症、低磷血症、糖尿病、高尿酸血症等。

（5）血液系统并发症，包括红细胞增多症、血流动力学的变化（术后有不同程度的血液黏稠度增高），长期服用免疫抑制剂会抑制骨髓的造血功能。

（6）肾病的复发。最常见的是原发疾病的复发，几乎所有类型的肾小球肾炎都有移植术后复发的报道。总体的复发率＜10%，由复发导致移植肾功能丧失的比例＜2%。其他与原发病不同的新发生的肾病包括感染后的肾小球疾病等。罕见的有供肾早已存在的疾病，多为 IgA 肾病。

9. 接受肾移植后需要服药吗?

机体对进入体内的外来物体有天生的排斥，譬如杀灭细菌和病毒，这是机体抵抗疾病，保持健康的原因。肾移植也不例外，对于机体来说，植入的肾脏属于外来户，机体肯定会产生排斥反应，如果任由这种排斥反应发生，植入的肾脏也就失去了正常的功能。因此，肾移植术后患者需要终身服用免疫抑制剂，依靠药物来抑制机体的排斥反应，从而保护肾脏。

常见的免疫抑制剂如他克莫司、环孢素等。免疫抑制剂是强效药物，有许多不良反应，因此必须严格按照处方认真地服用。药物服用过少，不能抑制患者的免疫力，导致免疫系统破坏移植的器官；药物服用过多，会降低患者的抗感染能力和增加药物的毒副作用。

严禁患者自己改变服药计划，如果需要改变服药计划，必须要由医生根据患者病情，制订合理的新方案。免疫抑制剂使患者免疫力降低，易于感染，必要时需要服用药物预防感染，常用的预防药物有：磺胺类药物，预防肺孢子菌肺炎；其他的抗细菌药物；抗病毒药物；抗真菌药物等。

10. 接受肾移植后，日常生活需要注意些什么？

移植后患者应恢复或开始锻炼。有规律的运动计划可以保持体重，改善心血管功能、增加耐力，应先从活动量较少的运动开始，避免高强度的运动。由于服用大量免疫抑制剂，机体抵抗力下降容易导致感染。肾移植患者应注意避免去人群密度大或通风不好的公共场合，减少感染的风险。

肾移植术后各功能恢复正常，加上激素的应用，患者食欲往往比较好，应在注意营养的同时，控制体重增加。因短时间内体重增加过快可导致脂代谢紊乱，引起冠状动脉和周围血管疾病，譬如粥样硬化，肾脏血管的粥样硬化会导致肾功能损害。肾移植患者需要掌握自己的病情变化，做好观察和记录，定期复诊。

注意观察下列情况：有无肾区疼痛、疲乏无力；注意体温变化，体温是感染及排斥反应的敏感指标；定时测量血压，维持血压在正常水平；注意尿的颜色、量的变化，夜尿增多、蛋白尿、血尿是排斥反应的信号。饮食上应避免食用腌、熏、酱制品及高脂肪饮食；尽量避免吃豆制品；少食含盐高的食物；少食高钙食品。避免食用所谓的补肾药品，这类药品效果不明，但很可能会损伤肾功能。同时，肾移植患者应保持积极向上和乐观的态度，不要害怕疾病复发而情绪紧张、恐惧，学会转移、放松、宣泄和调节不良情绪。

第二节　泌尿系统肿瘤

11. 发现一侧阴囊没有睾丸（隐睾）怎么办？有患睾丸癌的风险吗？

　　正常男性是有两个睾丸的，如果父母给孩子洗澡的时候发现阴囊里只有一个睾丸，就需要考虑孩子是不是存在隐睾了。

　　隐睾是指睾丸未能按正常发育过程自腰部腹膜后下降至阴囊，包括睾丸缺如、睾丸异位及睾丸未降或睾丸下降不全。多数隐睾为单侧，约 15% 为双侧。早产儿、低体重儿发病率约为 3%，健康新生儿约为 3%，3 个月时约为 1%。主要表现为患侧阴囊空虚。单侧者阴囊发育不对称，患侧阴囊发育差，空虚。双侧者表现为阴囊发育差，甚至无明显阴囊，阴囊内触摸不到睾丸。

　　隐睾是由睾丸下降异常造成，引起睾丸下降异常的因素很多，常见的有：①将睾丸引入阴囊的睾丸引带异常或缺如，致使睾丸不能由原来的位置降至阴囊。②先天性睾丸发育不全使睾丸对促性腺激素不敏感，失去下降动力。③下丘脑产生的黄体生成素释放激素使脑垂体分泌的黄体生成素和卵泡刺激素缺乏，也可影响睾丸下降的动力。隐睾可能导致不育症、恶性变、疝气、睾丸扭转。

目前认为当在新生儿时期发现隐睾，应该定期观察小儿的睾丸是否降至阴囊内。如果小儿至 6 个月时睾丸还未降至阴囊内，则自行下降的机会已很小，应考虑激素或手术治疗。激素治疗多适用于 1 岁内患儿，6 个月后即可开始使用。手术治疗方式包括传统开刀手术和腹腔镜手术。

12. 做了隐睾手术还有患睾丸癌的风险吗？

隐睾的一个危害就是可能会恶变成睾丸癌。有过隐睾症的男性中生殖细胞肿瘤的发病率是正常人的 20 ～ 40 倍。睾丸下降的位置影响着睾丸发生肿瘤的相对危险度，位置越高，恶性变的风险越大。一半的腹腔内睾丸会发生恶性变。

关于隐睾手术时机的选择，目前公认应在 2 岁前行复位固定术，2 岁以后手术不能预防隐睾恶变。文献报告一侧睾丸生殖细胞肿瘤可使对侧睾丸肿瘤的发病危险增加，同时认为隐睾等因素与此有关。对侧睾丸往往在 5 ～ 10 年内发病，最长 1 例可达 32 年。可见隐睾除应尽早行复位固定术外，术后亦需终生随访，同时注意对侧睾丸癌的发病。有研究者总结了 28 例隐睾术后恶变的患者，其中开始隐睾治疗时间为 2 ～ 28 岁，发生睾丸癌的时间为 19 ～ 53 岁，距手术 3 ～ 25 年，27 例为单侧，1 例为对侧，27 例行根治睾丸肿瘤切除。病理类型以精原细胞瘤为主。

近年来大量临床资料表明，隐睾、下降固定术后的睾丸以及隐睾对侧的正常睾丸发生恶性肿瘤的风险较正常睾丸显著增加，未降睾丸发生恶性肿瘤的概率为正常睾丸的30～50倍，萎缩的或位于腹腔内的睾丸是正常睾丸的200倍。因此隐睾下降固定术应早期施行，但手术不能减少恶变风险，术后必须严密监测随访。

13. 睾丸癌的症状是什么？如何早期发现？

睾丸癌发病率在全身肿瘤中只占1%左右，但却是15～35岁男性最常见的恶性肿瘤。我国发病率为1/10万左右，占男性全部恶性肿瘤的1%～2%，占泌尿生殖系统恶性肿瘤的3%～9%。

睾丸癌多为一侧发病，双侧睾丸癌仅占1%～2%。其危险因素包括：隐睾或睾丸未降，Klinefelter综合征等，家族遗传因素，对侧睾丸肿瘤和不孕不育。临床主要表现为睾丸渐进的、无痛性的增大，并有沉重感。约有10%的患者因睾丸内出血或梗死而感觉疼痛，10%的患者可能出现转移症状，如腹膜后淋巴转移块较大，压迫神经根出现背痛。肺部转移可出现咳嗽和呼吸困难，十二指肠转移可出现厌食、恶心和呕吐，骨转移可引起骨痛等。

由于患者对睾丸肿瘤缺乏认识和早期症状的不典型容易引起接诊医生误诊，一般睾丸肿瘤延误诊断常常达4～6个月。如果发现有睾丸无痛性的肿大，就应马上去医院就诊。体检可触及患侧睾丸肿大、质韧、有沉重感，透光试验阴性。影像学诊断在睾丸肿瘤诊断和分期中有重要意义。B超是最简便常用的辅助检查手段，在睾丸癌诊断中具有不可取代的地位。CT在睾丸肿瘤腹膜后淋巴结评价和分期中有重要作用。肿瘤标志物在睾丸肿瘤诊断和预后评价的过程中有重要的意义，AFP（甲胎蛋白）和β–HCG（人绒毛膜促性腺激素）是最有价值的两个特异性指标。

14. 睾丸癌如何治疗？

一旦怀疑睾丸癌，就应积极治疗。目前的治疗方式分为手术治疗、放射治疗和化学治疗。其基本手术方式为睾丸切除术，然后根据术后病理决定下一步治疗。精原细胞瘤对放射治疗极为敏感，胚胎癌和恶性畸胎瘤对放射线的敏感度较低，绒毛膜上皮癌对放射线极不敏感。

睾丸肿瘤对化疗效果好。一般认为化疗对精原细胞瘤的治疗效果较好；对胚胎癌和绒毛膜上皮癌也有效，尤其是几种药物联合使用，效果更好；对畸胎瘤效果较差；对于晚期或复发病例，化疗也有一定作用。睾丸生殖细胞肿瘤患者均应行根治性睾丸切除术，可疑患者在行根治性睾丸切除术时可进行术中冰冻活检。保留睾丸组织手术必须在与患者及家属充分沟通后在严格适应证下进行，且目前尚处于探索阶段。经阴囊活检一般不予以推荐。

早期精原细胞瘤的治疗包括在睾丸根治术后行严密监测、辅助性放疗或一到两个周期单纯化疗。临床早期非精原细胞癌的治疗主要是指对原发肿瘤行根治性睾丸切除术后根据患者具体情况进行腹膜后淋巴结清扫术、辅助化疗或监测。对于转移性睾丸癌则需要进行放疗和化疗。睾丸癌治疗后需要长期随访，包括临床体格检查、血清肿瘤标志物和影像学检查。

15. 包皮过长有什么危害？与阴茎癌的关系？

包皮过长是指包皮覆盖尿道口，但能上翻，露出尿道口和阴茎头，往往伴有包茎。本病与遗传有关，可分为真性包皮过长和假性包皮过长。真性包皮过长是阴茎勃起后龟头也不能完全外露；假性包皮过长是指平时龟头不能完全外露，但在阴茎勃起后龟头则可以完全外露。青春发育阶段，勃起时包皮仍包着龟头不能露出，但用手上翻时能露出龟头，可诊断包皮过长。

据统计包皮过长者约占男性21%。包茎和包皮过长的患者，包皮内潮湿，有利于病原菌的生长存留。此病患者极易患包皮炎、龟头炎。部分患者可合并尿道口狭窄，排尿时尿道内压力增高，尿液反流刺激或尿道内病原菌随尿液逆行感染前列腺，也是造成慢性前列腺炎的原因之一。男性包皮过长，包皮垢的强烈刺激，导致阴茎局部组织细胞的恶性变化，易发生阴茎癌。

阴茎癌的发病情况各国相差悬殊，前苏联占男性泌尿生殖系统癌的0.5%，在欧美各国仅占男性泌尿生殖系统癌的1%，而亚、非、拉、美洲较高，以信奉伊斯兰教的伊斯兰国家的发生率较低，因为穆斯林伊斯兰教徒在男孩出生4～8个月都要施行包皮环切术，所以，阴茎癌的发生率极低。犹太民族在婴儿出生后第8个月就进行包皮环切术，几乎没有阴茎癌的发生。在美国凡出生新生儿，就进行包皮环切术者，没有一个人发生阴茎癌。可见包茎或包皮过长是阴茎癌的重要诱发因素。

16. 阴茎癌该怎么早期发现与诊断?

阴茎癌是起源于阴茎头、冠状沟和包皮内板黏膜以及阴茎皮肤的恶性肿瘤,是阴茎最常见的恶性肿瘤,占阴茎肿瘤的 90% 以上。最常见的病理类型是阴茎鳞状细胞癌,约占阴茎癌的 95%。阴茎癌多数发生于包茎或包皮过长的患者,新生儿行包皮环切术能有效防止此病。人乳头瘤病毒(HPV)与阴茎癌发病密切相关。阴茎癌常起始于阴茎头、冠状沟及包皮内板的黏膜上,对于患有包茎的患者病变早期不易被发现,可触及包皮内有结节或肿块,且逐渐增大,并可穿破包皮露出癌肿。包皮口常有脓性或血性分泌物流出。包皮可以外翻能够显露阴茎头的患者则表现为病变处出现丘疹、乳头状或扁平突起、疣或菜花状斑块、溃疡,病变逐渐增大,表面常伴有恶臭分泌物。

典型的阴茎癌患者,通过临床查体,诊断并不困难。体格检查是常规检查,需记录阴茎病变的形态特征等信息,包括病变大小、数目、形态、颜色等,及与邻近的尿道、冠状沟关系等。组织学活检是必需的检查。阴茎超声明确有无海绵体侵犯,必要时可选择 MRI 检查。另外需了解有无区域淋巴结转移。需要触诊腹股沟淋巴结有无肿大,应常规行超声检查,如触及肿大淋巴结,应记录形态、大小和质地等组织特征。

17. 阴茎癌怎么治疗?

手术切除病变是最主要、最有效的治疗方法。可根据病变的部位、大小和分期决定选择保留阴茎治疗、阴茎部分切除术或阴茎全切除加尿道阴部造口术。保留阴茎的治疗用于原发灶为局限于包皮的早期小肿瘤，以及深部没有浸润、无淋巴结转移的早期肿瘤。治疗方式包括包皮环切术、局部病变切除、激光治疗、放疗等。阴茎部分切除术切除范围应包括距肿瘤边缘至少 2 cm 以上正常组织。阴茎全切除术和会阴造口术用于分期较晚的阴茎癌。因常伴有感染，手术前最好先抗感染治疗一周，包括病灶局部的抗炎处理。对于腹股沟无淋巴结肿大的患者，目前不主张常规行腹股沟淋巴结清扫术。如活检证实腹股沟淋巴结有转移者可行腹股沟淋巴结切除或清扫术。术后可考虑联合放疗。对于晚期阴茎癌伴有远处转移的患者应考虑化疗。

18. 无痛性肉眼血尿需要警惕什么恶性疾病?

　　血尿是指离心沉淀尿中每高倍镜视野 ≥ 3 个红细胞，或非离心尿液超过 1 个或 1 小时尿红细胞计数超过 10 万，或 12 小时尿沉渣计数超过 50 万，均示尿液中红细胞异常增多，是常见的泌尿系统症状。通常每升尿液中有 1 ml 血液时即肉眼可见，尿呈红色或呈洗肉水样。

　　血尿伴有疼痛，尤其是伴有绞痛应考虑尿路结石；如伴有尿痛及尿流中断，应考虑膀胱结石；如伴有明显膀胱刺激症状，则以尿路感染、泌尿系结核以及膀胱肿瘤等多见；无症状的血尿应首先考虑泌尿系统肿瘤的可能性。

　　泌尿系统恶性肿瘤主要包括膀胱癌、输尿管癌和肾癌。肾肿瘤多见于 40 岁以上的患者，为无痛全程血尿。当血块通过输尿管时，可发生疼痛。肾肿瘤的其他表现包括腹部包块、腰痛等。膀胱肿瘤特点为无痛全程间歇肉眼血尿为主，伴感染有膀胱刺激症状。如果发现无痛肉眼血尿就应该警惕泌尿系统肿瘤，应尽早去医院诊治。可行泌尿系 B 超、CT 检查，了解有无泌尿系占位，必要时行膀胱镜检查，了解有无膀胱肿瘤。

19. 哪些因素容易诱发膀胱癌？

膀胱癌是泌尿系统最常见的恶性肿瘤。膀胱癌的发生是复杂、多因素、多步骤的病理变化过程，既有内在的遗传因素，又有外在的环境因素。较为明显的两大致病危险因素是吸烟和长期接触工业化学产品。但更多的情况是多种因素、低浓度、长期暴露的综合结果。

吸烟是目前最为肯定的膀胱癌致病危险因素，30% ～ 50% 的膀胱癌由吸烟引起。吸烟可使膀胱癌的危险率增加 2 ～ 4 倍，其危险率与吸烟强度和时间成正比。

另一重要的致病危险因素为长期接触工业化学产品。职业因素是最早获知的膀胱癌致病危险因素。约 20% 的膀胱癌是由职业因素引起的，包括从事纺织、染料制造、橡胶化学、药物制剂和杀虫剂、油漆、皮革及铝和钢的生产。柴油机废气累积也可增加膀胱癌的发生危险。有学者研究认为商业人士和行政人员、男性电工和电子业工人有患膀胱癌的倾向；清洁工和助理职业对患膀胱癌有保护作用。

20. 如何早期发现膀胱癌？ 如何诊断？

血尿是膀胱癌最常见的症状，尤其是间歇性全程无痛血尿。血尿分为肉眼血尿和镜下血尿。据报道，表现为肉眼血尿的膀胱癌发病率为 17% ～ 18.9%，镜下血尿的膀胱癌发病率为 4.8% ～ 6%。膀胱癌患者亦有以尿频、尿急、尿痛，即膀胱刺激征和盆腔疼痛起病者，此为膀胱癌另一类常见的症状，常与弥漫性原位癌或浸润性膀胱癌有关。

如果发生间歇性全程无痛血尿，伴或不伴尿路刺激症状，都需要考虑膀胱癌的可能，应尽快去医院就诊。最常用的影像学检查是 B 超，它可以了解有无膀胱肿瘤及肿瘤的位置、大小、分期等。然后可以行泌尿系增强 CT，了解上尿路有无肿瘤及有无淋巴结转移等，进一步帮助肿瘤分期。还可以留取尿液标本查找肿瘤细胞，或者应用流式细胞学技术进一步提高其特异性和敏感性。

另一个重要的诊断措施就是膀胱镜检查。膀胱镜检查和活检是诊断膀胱癌最可靠的方法。通过膀胱镜检查可以明确膀胱肿瘤的数目、大小、形态（乳头状的或广基的）、部位以及周围膀胱黏膜的异常情况，同时可以对肿瘤和可疑病变进行活检以明确病理诊断。一旦确诊膀胱癌，就应根据膀胱癌的分期进行手术治疗。

21. 膀胱癌如何治疗？什么情况下做经尿道膀胱肿瘤切除？什么情况下做膀胱全切手术？

膀胱癌分为两大类，一类是非浸润性的表浅性膀胱癌，指未在上皮内浸润性生长，没有形成内翻性乳头状瘤或浸润性癌的一类膀胱癌，约占初发膀胱肿瘤的 70%。另一类是浸润性膀胱癌，指浸润深度达到膀胱肌层或以上的膀胱癌。

非浸润性膀胱癌可以通过经尿道手术进行切除，可以把膀胱肿瘤从腔内切除并取出来，这种手术应该说适用于大部分的膀胱肿瘤。经尿道膀胱肿瘤切除术有两个目的：一是切除肉眼可见的全部肿瘤，二是切除组织进行病理分级和分期。如果最后病理分期为非浸润性膀胱癌，则经尿道膀胱肿瘤切除手术已经足够，术后可能需要膀胱灌注化疗和定期复查，但复发率很高。

如果通过 B 超、CT 检查发现侵犯比较深，或者经尿路膀胱肿瘤电切术后病理提示浸润性膀胱癌，可以选择膀胱全切。这个手术很大，还涉及膀胱摘除以后的尿路问题，就是所谓的改道。尿路改道的方式也有很多。

22. 膀胱全切以后如何排尿?

膀胱全切后会选择一定的尿流改道方式进行排尿。采取何种尿流改道方式需要根据患者各自的身体状况、手术耐受性、预期生存及对治疗结果期待的不同，采取既可以尽可能达到临床治愈肿瘤又易于被患者接受的尿流改道方式。尿流改道方式包括输尿管皮肤造口术、回肠膀胱术、原位新膀胱术等。

输尿管皮肤造口为不可控的尿流改道手术，适合于预期寿命短，有远处转移、肠道疾患无法利用肠管进行尿流改道或全身状况不能耐受其他手术者。该手术方式特点为手术方法简单、手术时间短、对病情较重者比较安全、无腹部或肠管的并发症，但易造成逆行感染、需佩戴集尿器，同时易引起造瘘口的缺血性并发症如输尿管末端坏死、造瘘口狭窄等。

回肠膀胱术是取一段回肠，将其近端关闭后与两侧输尿管吻合，远端行腹壁皮肤造口，尿液即经此造瘘口排出体外。优点是回肠膀胱较短，尿液引流通畅，极少发生电解质紊乱；输尿管反流的发生率较低；手术操作比较简单。主要缺点是回肠膀胱无贮尿功能，需要佩带集尿器，患者术后对此有一个适应过程；部分病例仍会出现一些并发症。

原位新膀胱术是用一段回肠做成一个"膀胱"，虽然样子有区别，但功能上能替代膀胱，它上接输尿管贮存尿液，下通尿道排出尿液，只是排尿的时候"膀胱"没有收缩功能，在排尿的时候需要肚子使劲才能排尿。原位新膀胱技术的发展给膀胱癌患者提供了新的更接近生理功能的下尿路替代方式，同时避免了回肠膀胱术需要腹壁造口以及佩戴腹壁集尿袋对患者生活质量的影响。

23. 膀胱内灌注治疗是怎么回事？

膀胱内灌注治疗是将化学抗癌药物或免疫制剂直接注入膀胱内的化疗和免疫治疗措施，膀胱内直接注入化学抗癌药物及免疫制剂，起直接抗肿瘤作用。它的适应证是浅表性膀胱癌术后。药物膀胱灌注是预防浅表性膀胱癌复发的有效治疗手段之一。

目前临床上预防膀胱肿瘤复发的灌注药物很多，如羟喜树碱、吡柔比星、丝裂霉素、卡介苗等。膀胱灌注化疗的效果与尿液 pH 值、化疗药物的浓度相关，其中化疗药物浓度比药物剂量更为重要。化疗药物应通过导尿管注入膀胱，并保留 0.5 ～ 2 小时。膀胱灌注前应避免大量饮水，灌注时根据药物说明选择合适的溶剂。膀胱灌注化疗的副作用主要是化学性膀胱炎和血尿，严重程度与灌注剂量和频率相关，多数副作用在停止灌注后可自行改善。

卡介苗膀胱灌注是向膀胱内灌注卡介苗，诱导机体局部免疫反应，以预防膀胱肿瘤复发、控制肿瘤进展。卡介苗膀胱灌注免疫治疗的适应证包括高危非肌层浸润性膀胱癌和膀胱原位癌。

24. 什么是上尿路移行细胞癌？怎么诊断？

上尿路是指输尿管和肾脏。肾脏的功能主要是滤过功能和内分泌功能，输尿管的功能是把肾脏滤过的尿液导至膀胱。输尿管表面和肾盂表面都覆盖着移行上皮。移行细胞癌是指移行上皮恶变形成的恶性肿瘤。

本病好发于中老年人，临床表现个体差异大，血尿、疼痛最常见，但其程度不一。少数患者有肾绞痛，大多数表现为腰痛，部分患者因肿瘤浸润延伸至膀胱三角区的输尿管下段肌肉而出现膀胱刺激症状，有些患者于体检发现肾积水而进一步检查或术中才发现。

本病的初步诊断有赖于影像学检查。上尿路肿瘤常致不同程度的尿路梗阻，B 超对诊断尿路积水极为敏感，对病灶定位准确率较高。CT 在本病的诊断及术前分期中具有其他影像学检查无法媲美的优点，而且它能判断肿瘤向外浸润程度及周围淋巴结情况。尿细胞学找瘤细胞能帮助诊断，但敏感性低。进行输尿管镜检查取活检能进一步明确诊断，但存在敏感性有限和肿瘤种植的可能。

25. 中药与移行细胞癌有什么关系？

长期小剂量间断服用含有马兜铃酸成分的中药可导致马兜铃酸肾病。国内外也陆续报道长期服用含有马兜铃酸的中药引发尿路移行细胞癌。马兜铃酸除了引起肾脏损害外，另一个重要特征是具有致癌作用。

马兜铃酸引起尿路上皮癌是在 1994 年由比利时学者 Cosyns 等首次报道，在 3 例肾移植患者中，1 例肾移植 1 年后发现膀胱移行细胞癌。马兜铃酸导致肿瘤的机制，国内外多数学者认为是马兜铃酸在体内与 DNA 结合形成马兜铃酸－DNA 复合物，使原癌基因 *ras* 基因发生 A—T 颠换突变而活化，以及抑癌基因 *P53* 突变失去正常功能，引起促增值信号增强和细胞分化异常，导致肿瘤的发生。

马兜铃酸导致的尿路上皮癌的特点是多发性和易复发，最后患者可能因此而切除所有的泌尿器官。因此，应加强对马兜铃酸致病性的认识，对服马兜铃酸类药物者应警惕移行细胞癌的发生，对移行细胞癌术后患者则应警惕肿瘤的复发。

26. 肾盂癌和输尿管癌该怎么治疗？

应根据患者的耐受情况、肾功能等选择不同的治疗方式，包括根治手术、保守性手术和内镜治疗。根治性手术是切除肾、输尿管和膀胱壁内段输尿管。手术方式有开放手术、腹腔镜手术和完全腹腔镜手术等。它可以减少输尿管残端癌和膀胱癌的发生率，治疗效果相对较满意。对于孤立肾、对侧肾功能不全、全身情况较差而无法耐受根治术的患者，可行保留肾脏的输尿管部分切除，但是其远期疗效如何，目前相关文献报道较少。

随着各种内镜及腔内操作设备的改进以及腔内操作技术的提高，各种腔内微创手术正逐渐用于输尿管癌的治疗，如输尿管镜下肿瘤切除术、电烧灼术及激光消融术等。内镜治疗不仅是一种微创治疗方法，还可获得与传统保留肾脏的输尿管癌切除术等同的手术疗效。

27. 肾癌是两个肾一起发病还是单侧发病？是单个肿瘤还是多发肿瘤？

肾癌是起源于肾实质的恶性肿瘤。绝大多数肾癌发生于一侧肾脏，常为单个肿瘤，10%～20% 为多发病灶，多发病灶病例常见于遗传性肾癌以及一些特定类型的肾癌。双侧发病者（先后或同时）仅占散发性肾癌的2%～4%。但遗传性肾癌常为双侧起病，例如：VHL 综合征、遗传性肾乳头状腺癌等。遗传性肾癌除了肾脏的病灶，常有身体其他器官的改变。

28. 肾癌常见吗？哪些人容易得肾癌？

肾癌是泌尿系统常见的肿瘤，发病率呈现逐年增长趋势。中国肾癌的发病率在男性恶性肿瘤中位于第七位。而根据 WHO 的最新统计，无论是肾癌的发病率还是死亡率，中国都是最高的国家。

人口结构的老龄化，不健康的生活方式及健康体检的推广可能是造成肾癌发病率逐渐增高的原因。男性比女性发病率高，城市地区比农村地区发病率高。发病年龄可见于各年龄段，高发年龄为 51～70 岁。吸烟、肥胖、高血压，有遗传性或家族性肾癌病史的人更易得肾癌。

29. 肾癌有什么症状？通常是如何发现的？

曾有一种说法叫"肾癌三联征"，即腰痛、血尿、腹部肿块。这种说法一定程度上是由于影像学检查有限，医生更多依靠症状和查体来诊断疾病。但随着人们健康意识的提高，健康体检的增多，目前临床上出现这种三联征的已经不到 6%～10%，出现三联征的患者诊断时往往为晚期。

除了这三种表现外，有些患者表现为转移灶症状，如骨痛、骨折、持续性咳嗽、咯血等。有症状的肾癌患者 10%～40% 会出现一些全身性症状，例如高血压、贫血、体重减轻、发热等，或者一些化验检查的异常，如红细胞增多、肝功能异常、血钙升高、血糖升高等。

随着 B 超、CT 等技术的普及，以及越来越多的人接受定期的体检，无症状肾癌的发现率逐年升高。国内 23 家医疗中心统计 2007 年 8 月至 2008 年 10 月收治的 1975 例初诊肾癌患者，资料显示，无症状肾癌占 62.7%，临床表现发生率依次为腰痛（60.5%）、血尿（45.6%）、高血压（12.7%）、贫血（12.8%）、消瘦（11.8%）、肾功能异常（9.1%）、腹部肿物（7.0%）、发热（5.5%）。

30. 肾癌如何治疗？

不像一些身体其他部位的肿瘤，放疗和化疗对肾癌的效果非常有限。对于早期和中期的肾癌，外科手术是首选的治疗方法，主要是肿瘤的大小和部位决定具体的手术方式，即决定是需要切除整个肾脏还是只切除肿瘤所在的一部分肾脏。

对于早期的肾癌，这两者的治疗效果没有明显差别。如果能保留一部分肾脏，可以尽量选择切除一部分肾脏的手术方式。在具体的切除中，既可以采用传统的开刀手术，也可以采用微创的方法。具体选择哪种手术方式需要根据医生的经验水平，肿瘤的大小、部位，患者的身体条件等来综合评估。

中期的肾癌，肿瘤一般会长进血管里或者向周围的淋巴结转移，手术除了切除肾脏之外，如果患者身体状况能耐受，还需要把血管瘤栓一起切除。对于晚期的转移性肾癌，可以选择切除肾原发灶；如果仅有单个的转移灶，患者体能状况良好，可以选择切除转移灶。术后可以采用口服靶向药物进行治疗。如果患者无法耐受手术，可以单纯采用口服靶向药物进行治疗。传统的化疗药物的原则是"宁可错杀三千，不可放过一个"，所以造成"杀敌一千，自损八百"的后果，带来很多副作用。而靶向药物对肿瘤细胞精确打击，副作用大大减少。各种靶向药物的出现在一定程度上延长了晚期肾癌患者的生存期。

31. 微创的手术方法有什么好处？

微创的手术方法主要是指腹腔镜下进行手术操作。在手术开始时，需要往腹腔里注入一定的二氧化碳气体来撑开腹腔，带来合适的操作空间。腹腔镜，顾名思义，需要在腹腔中置入一个镜头来代替肉眼，医生借助操作器械，通过观察镜头投射到体外屏幕上的图像来进行体内的操作。

腹腔镜技术主要有以下优点：①患者创伤小。避免了传统手术的开腹，避免了遗留一个长长的手术瘢痕的尴尬。②住院时间短。成熟的腹腔镜手术甚至可以术后2～3天即可痊愈出院，这在一定程度上也降低了住院费用。③术后疼痛大大降低。可以想象一个 10 cm 甚至更长的刀口和一个 1 cm 的刀口造成的术后疼痛有着何等的天壤之别。腹腔镜手术大大降低了手术后的疼痛，减少了对患者呼吸、下床活动等恢复的影响。④减轻腹腔内粘连。开腹手术后腹腔粘连较重，很多患者术后短期或长期内因为粘连甚至出现肠梗阻。而腹腔镜的手术因为是器械而不是人手的操作，大大减少了这种腹腔内的粘连，从而减少了肠梗阻的出现。更先进的微创手段也在临床上逐渐应用，例如 3D 腹腔镜、达芬奇机器人系统，这些科技的进步使手术更加精细、更加准确。

32. 肾癌手术安全吗？有哪些常见的问题？

　　不管是开腹手术还是腹腔镜手术，不管是肾根治性切除还是肾部分切除，肾癌的手术都是很成熟的手术方式，技术的进步，经验的积累使得并发症的发生率大大降低。

　　但腹腔毕竟是一个空间有限的部位，里面有很多脏器、血管、神经等，这意味着手术有损伤这些脏器、血管、神经的风险，导致出血、肝、脾、胰腺等损伤。部分曾经接受过腹部手术的患者腹腔内有一定的粘连，这也增加了手术的难度，增加了发生并发症的风险。

　　对于肾部分切除来说，切除了包含肿瘤在内的部分肾脏，然后残存的肾脏被缝合在一起。如果缝合技术不过关，或者缝线质量不过关，都会影响缝合的质量。如果手术后缝合处出现问题，会导致手术后出血，尿液从缝合处漏出等情况发生。同时，如果手术中肾脏的缺血时间过长，残存的肾脏在手术后也会部分或完全地失去功能。其他一些并发症包括感染、肺栓塞、肝功能异常等。所以手术之前，医生应和患者及家属充分沟通，告知这些手术风险和可能的并发症。术中和术后一旦出现风险和并发症，应该及时发现，及时处理。

33. 肾癌会转移吗？ 转移了就无法治疗了吗？

和其他恶性肿瘤类似，肾癌也会发生转移。有的研究发现，在诊断肾癌时，25%的患者已有转移。在一项研究中，转移性肾癌患者转移的脏器发生率依次为肺转移48.4%、骨转移23.2%、肝转移12.9%、肾上腺转移5.2%、皮肤转移1.9%、脑转移1.3%、其他部位转移7.1%。其中11.9%的患者为多脏器转移。

虽然不像早、中期的肾癌那样治疗效果显著，转移性肾癌采用综合治疗后也改善了患者的生存情况。外科手术，包括原发病灶和转移病灶的手术治疗，主要为转移性肾癌的辅助性治疗手段，极少数患者可通过外科手术而获得较长期生存。

既往曾采用细胞因子来治疗转移性肾癌，但大多数患者不能获得满意疗效，靶向药物的临床应用明显延长了患者的生存期，常见的药物有索坦（舒尼替尼）、多吉美（索拉菲尼）、依维莫司等。未来随着科学对肾癌的认识逐渐深入，越来越多的药物会被研发，晚期患者的生存将会得到进一步的提高。对于骨转移患者，局部的放疗可以缓解疼痛、改善生活质量。

34. 肾癌手术治疗后还会复发吗？ 复发了怎么办？

肾癌是一种全身性的疾病，手术虽然能改善患者的生存，但血液中可能已经存在一些微小的肿瘤细胞，这些细胞会随着血液流动进入全身其他器官，造成肾癌在其他部位的复发。这些血液中微小的肿瘤细胞很难检测，也不是手术所能解决的，从而导致患者即使及时做了手术，仍有一部分患者出现复发，这也是恶性肿瘤被称为恶性肿瘤，至今仍未被攻克的部分原因。

随着肿瘤分期的增加，复发的风险也逐渐增加。所以，对癌症来说，早发现、早诊断、早治疗至关重要。早期发现肿瘤，治疗选择可以更加从容不迫，复发的风险也会大大降低。肾癌的潜在复发风险提醒人们做完手术不是一了百了，而是需要定期的复查，这样才能及时发现可能出现的复发或转移。

对于局部的复发，仍然可以选择手术治疗，手术治疗后仍有可观的生存期。如果患者无法耐受手术，或者复发病灶无法手术治疗，可以继续选择靶向药物进行治疗。靶向药物的出现是科学的进步、是人类对肿瘤病因认识深入的成果。相信随着对肾癌研究的深入，终有一天人类会破解肾癌的密码，从而攻克这一恶性肿瘤。

35. 肾癌手术后日常生活需要注意哪些方面？

肾癌术后首先应定期复查，复查的主要目的是检查是否有复发、转移和新生肿瘤。第一次复查可在术后 4～6 周进行，主要评估肾脏功能、术后恢复情况以及有无手术并发症。检查项目包括：病史询问；体格检查；血常规和肝、肾功能以及术前检查异常的血生化指标；影像学检查，如胸片，腹部超声，腹部 CT 检查等。之后的随访间隔应根据肿瘤的分期、危险程度等制订个体化的方案。对早期或低危的患者可延长随诊检查时间间隔，对晚期或高危患者则需进行重点监测。

在日常生活中，术后的患者应该保持乐观的人生态度。肾癌不是绝症，从生存率上看，早期肾癌的患者，手术后 5 年，大部分患者仍然存活。要避免烦躁易怒，保持一种平静的心情。注意提高生活质量。饮食上，戒烟限酒，注意控制体重，避免食用辛辣、刺激的食品，避免油炸、烧烤类食品。尽量减少药物的服用。高血压者应限制盐的摄入，并积极控制血压。糖尿病者应控制血糖水平。保证充足的饮水，保持足够的尿量来排除体内的代谢产物。

第三节 泌尿系统结石

36. 尿石症是什么？病因有哪些？

尿石症又称尿路结石，是肾结石、输尿管结石、膀胱结石和尿道结石的总称，是常见的泌尿外科疾病。尿石症的病因非常复杂，它是多种因素综合作用的结果，个体差异较大。

目前已知与尿石症发病相关的因素包括：

（1）性别：我国尿石症患者中男性多于女性，男女发病率之比约 3 : 1。女性发病率较低可能与女性尿道较宽较短，不易发生尿滞留和女性体内雌激素水平较高相关。

（2）年龄：尿石症的发病年龄高峰是 25 ～ 40 岁。随着我国社会经济的发展，青壮年患者逐渐增多，小儿结石患者明显减少。

（3）种族：有色人种比白人的尿石症患病率要低。

（4）职业：尿石症的发生与职业有一定的相关性，如高温作业的工人、飞行员、海员、外科医生、办公室工作人员等人群的发病率较高。

（5）地理环境和气候：山区、沙漠、热带和亚热带地区尿石症发病率较高。

（6）饮食和营养：肾结石和输尿管结石多因营养过剩引起，食糖多、食肉多可增加肾结石的发生；营养状况差，动物蛋白摄入过少容易形成膀胱结石。

（7）水分摄入：大量饮水可使尿液稀释，能减少结石的形成。

（8）疾病：一些尿路结石与遗传性疾病有关，如胱氨酸尿症、家族性黄嘌呤尿等。一些引起机体代谢紊乱的疾病，如甲状旁腺功能亢进、高尿酸尿症、高草酸尿症等也与结石形成相关。泌尿系统疾病如尿路梗阻、尿路感染、泌尿系统解剖结构异常等都可促进尿路结石的形成。

37. 尿石症对泌尿系统有哪些损害？

尿石症对泌尿系统的损害主要包括：

（1）结石可引起尿路梗阻，导致尿液引流不畅。随着尿液在梗阻部位以上的组织里积聚，会逐渐引起输尿管扩张积水、肾积水等症状，进一步发展会导致输尿管狭窄、肾功能损害、肾脏萎缩、肾功能丧失等。

（2）结石可引起尿路炎症与感染。结石嵌顿在泌尿系统中，引起尿液积聚，易促发细菌感染，进而引起泌尿系统炎症、积脓、坏死等病变。结石也可引起非细菌性感染，主要是由于结石造成梗阻，使正常的泌尿系统组织受压，长时间的梗阻压迫会使组织缺血、萎缩，甚至出现组织坏死，瘢痕形成。

（3）结石可损伤尿路黏膜组织。泌尿系统组织的最里层都覆盖着薄薄的光滑的黏膜组织，当结石形成时，较大或表面粗糙的结石容易损伤柔软的黏膜组织，造成黏膜破损出血，严重者可引起组织穿孔甚至破裂。另外，结石长期摩擦损伤黏膜，黏膜会不断增生产生新的黏膜细胞来修复损伤，反复的增生修复就可能出现正常黏膜细胞变成癌细胞的情况，进而导致泌尿系统肿瘤的发生。

以上病变并不是独立的，常常是互为因果，相互促进，形成恶性循环——结石引起梗阻，梗阻引起感染，感染促发结石，长时间反复的恶性循环就可能引起严重的后果，如组织坏死、肿瘤发生等。

38. 结石是什么？包括哪些类型？

尿路结石是由尿液中的晶体和基质两类物质形成。晶体成分有多种，如草酸钙、尿酸等，临床上常以结石中所含晶体成分的不同来命名结石，如草酸钙结石、尿酸结石等。基质中包含有蛋白质、碳水化合物、无机矿物和水分。不同成分结石的形状与颜色各有其特点，有经验的医师凭肉眼观察已能初步估计各种尿路结石的成分。

尿路结石有多种分类方法，依据结石所在部位不同可以分为上尿路结石（肾结石和输尿管结石）和下尿路结石（膀胱结石和尿道结石）。依据结石中晶体成分的不同分为含钙结石和非含钙结石。依据结石在腹部 X 线片上能不能显影分为阳性结石（腹部 X 线片上能看到结石）和阴性结石（腹部 X 线片上不能看到结石）。依据结石产生的病因不同分为代谢性结石、感染性结石、药物性结石和特发性结石（病因不明的结石）。

39. 尿石症患者常用的实验室检查有哪些？

尿石症患者常用的实验室检查包括：

（1）尿液检查：①肉眼观察尿液，看是否存在血尿（尿液中有血，尿液呈红色）、脓尿（尿液中有脓，尿液混浊或有白色细丝甚至脓块）和结石（将尿液排到透明容器中，也可用白布或滤纸过滤尿液后仔细观察，发现结石切不可丢弃，应送到医院进行结石成分分析）；②检测尿液的透明度和酸碱度；③检测尿液中的结晶成分、红细胞、白细胞和上皮细胞含量；④尿液生化检测，即检测尿液中草酸、钙、磷、尿酸、肌酐等各种成分的含量；⑤尿液培养和药物敏感性实验。（尿石症患者在留取尿液标本时有一些注意事项，包括：应用清洁容器留取新鲜尿液送检。成年女性在留取尿液时应避开月经期，且应留取中段尿送检，以避免阴道分泌物混入。尿液需做细菌培养时，应冲洗并消毒外阴，用无菌试管留取中段尿。糖尿病患者，应留取空腹尿。24 小时尿生化检查时应留取 24 小时全部的尿液，并应加入适当的防腐剂。尿液标本如不能即刻检查时，应放冰箱保存。）

（2）血生化检测，即抽血检测血液中钙、磷、尿酸、肌酐等各种成分的含量。

（3）结石成分分析：对患者自然排出或手术取出的结石进行成分分析。

40. 尿石症患者常用的影像学检查有哪些？

尿石症患者常用的影像学检查有：

（1）腹部平片：即腹部 X 线检查，是尿石症患者的常规检查，90% 以上的结石可以在 X 线平片上显示出致密影。患者在摄片前需要进行肠道准备以排空肠道内的粪便和气体，使平片清晰便于医生观察。

（2）静脉尿路造影：又称静脉肾盂造影或排泄性尿路造影，也是尿石症患者的基本检查。它是利用给患者静脉注射造影剂，造影剂随血流到达肾脏，经肾脏排泄后随着尿液经过肾脏、输尿管、膀胱和尿道，在其经过各个部位时可以显示出这些部位的结构和功能是否存在问题，还能明确结石的位置和其对尿路造成的影响，为选择治疗方法提供信息。患者在造影前也需要进行肠道准备，并且医生需要对患者进行造影剂过敏与否的试验检测。

（3）逆行肾盂造影：它是在膀胱镜观察下，将输尿管导管通过尿道和膀胱后插入到输尿管中，然后注入造影剂，通过造影剂显示肾脏、输尿管、膀胱和尿道的情况。本检查方法痛苦较大，且易发生尿路感染，因此一般是在静脉尿路造影效果不满意或不显影但又必须了解尿路情况时考虑使用。

（4）B超检查：尿石症患者的常规检查项目，可以在诊断尿石症的同时了解肾脏有无积水、有无畸形、有无其他病变等，且此检查方便快捷又无损伤。

（5）CT检查：CT检查在诊断泌尿系结石方面，具有诊断效率高，特异性强，不易受肠道气体干扰等诸多优点，但CT放射剂量高于腹部平片和尿路造影，因此，年轻患者、女性患者和反复发作需进行多次CT检查的患者，应慎重选择。

（6）放射性核素肾显像：对患者静脉注射放射性药物，药物经过血流到达肾脏并随尿液排出，利用放射性探测器在患者体表记录药物在两侧肾脏的代谢曲线，根据曲线判断两侧肾脏的情况。

41. 肾结石的临床表现与诊断?

肾结石患者常见的临床表现包括:

(1)疼痛:疼痛的部位多在患侧的肋脊角(背部最下面的一根肋骨与脊柱的夹角处)、腰部或上腹部。患者可出现肾绞痛,表现为突然发作的腰部剧烈疼痛,刀割样疼,可放射至患侧下腹部、腹股沟部和大腿内侧。疼痛发作时患者可出现面色苍白、全身冷汗、恶心、呕吐等症状。

(2)肋脊角叩击痛:患者取坐位或侧卧位,医生用左手掌平放在其肋脊角处,右手握拳,稍加用力叩击左手背,正常人无叩击痛,肾结石患者可出现不同程度的叩击痛。

(3)血尿:由于结石可直接损伤肾和输尿管黏膜,因此肾结石患者常在剧痛后出现镜下血尿(在显微镜下可观察到尿中有血)或肉眼血尿(用肉眼即可看到尿液呈红色)。血尿的严重程度与结石对尿路黏膜的损伤程度相关。

(4)膀胱刺激征:即尿频、尿急、尿痛,当结石伴有感染或输尿管与膀胱接口处结石时可出现尿频、尿急、尿痛的症状。

(5)其他症状:当结石继发肾盂肾炎或肾脓肿时,患者可出现发热、寒战等症状。当结石导致明显肾积水或积脓时,可以在患者上腹部触摸到增大的肾脏。

肾结石的诊断主要依据:①患者有没有出现过肾绞痛、血尿,有没有从尿道排出过结石,患者有无肾区叩击痛。②实验室检查:尿液、血液检查。③影像学检查:腹部平片、静脉尿路造影、B超、CT和放射性核素肾显像。

42. 肾结石有哪些治疗方法?

由于不同患者其结石的大小、数目、形状、性质、部位等不同，加之不同患者的泌尿道情况、全身情况各有不同，因此肾结石的治疗应根据患者的具体情况采用个体化的治疗措施。临床一般常用的治疗方法包括：

（1）大量饮水：大量饮水不仅可以增加尿量，促进结石向下移动，而且可以稀释尿液，减少结石的形成。

（2）活动：结石患者经常做跳跃运动可能有利于结石的排出。

（3）药物治疗：主要是根据患者结石成分分析结果，针对不同患者结石形成的病因，采取不同的药物治疗。

（4）体外冲击波碎石：是通过 X 线或 B 超对结石进行定位后，利用高能冲击波聚焦后作用于结石，使结石破裂，直至粉碎成细砂，随尿液排出体外的技术。它是一种无痛、安全且有效的非侵入性治疗，适用于肾结石、输尿管上段结石，对输尿管下段结石的治疗成功率低于输尿管镜取石术。

（5）经皮肾镜取石或碎石：经腰背部用细针从皮肤穿刺进入肾盂或肾盏建立通道，经通道插入肾镜，直视下用抓石钳取石或将结石粉碎。主要用于治疗较大的肾盂结石、部分肾盏结石及鹿角形结石。

（6）其他治疗方法：输尿管镜取石或碎石，腹腔镜手术取石术、开放手术等都是可以选择的治疗方式，但目前在临床上应用不如体外冲击波碎石和经皮肾镜取石术广泛。

43. 输尿管结石的临床表现与诊断?

输尿管结石 90% 以上是在肾脏内形成后降入输尿管内的,原发于输尿管的结石非常少见,一般是由于输尿管本身先有梗阻病变,尿液潴留后逐渐形成的。

约 90% 的输尿管结石患者出现的症状是疼痛,约一半表现为剧烈的绞痛,一半表现为腰部或上腹部的钝痛。绞痛发病可以很突然,疼痛比较严重,患者会烦躁不安,表情痛苦,疼痛可能短暂或持续数小时后突然中止,但钝痛可持续数日。多数患者往往会伴有恶心、呕吐、腹胀等症状。

患者一般会有镜下血尿(显微镜放大下可见到尿中带血),部分患者可能出现肉眼血尿(肉眼可看到尿液呈红色)。当结石位于输尿管与膀胱相连接的部位时,患者可能会出现尿频、尿急和尿痛的症状。输尿管结石患者一般不发热,如果出现体温升高则应考虑合并感染的可能,应及时检查确诊并给予治疗,如不及时治疗有发展成肾积脓的可能性。

输尿管结石的诊断主要依据:①患者有没有出现过腹部或腰部疼痛、有无血尿等相应的症状。②实验室检查:尿液、血液检查。③影像学检查:腹部平片、静脉尿路造影、逆行尿路造影、B 超、CT 和放射性核素肾显像。

44. 输尿管结石有哪些治疗方法?

小的输尿管结石可以自然排出,结石越大,排出的可能性越小。一般直径在 0.5 cm 以下的输尿管结石常能自行排出,较大的结石则应综合考虑排石的时间、给患者带来的痛苦、结石对组织的损伤等各方面因素，不能单纯追求保守排石。

常用的保守治疗措施包括应用止痛药止痛，用解痉药缓解输尿管肌肉的痉挛，局部热敷或在急性肾绞痛发作过后洗热水盆浴，应用中药促进排石等。

体外冲击波碎石对输尿管结石的清除是非常有效的，并且并发症和副作用的发生率都很低，是输尿管上段结石的首选治疗方法。输尿管镜取石是中下段输尿管结石的首选治疗方法，也可用于体外冲击波碎石机定位困难、治疗失败及碎石后形成"石街"（碎石后较小的结石颗粒没有及时排出，过多地积聚在输尿管内的现象）的输尿管结石。

开放手术取石也是一种治疗方式，但手术会给患者造成较大的创伤，一般不作为首选治疗方式。

45. 膀胱结石的临床表现与诊断方法有哪些?

膀胱结石多发生于男孩，与营养不良和低蛋白饮食有关。它的典型临床表现是排尿突然中断和阴茎头部剧痛，这是由于排尿时结石突然嵌顿在尿道内口所致，儿童患者常因疼痛难忍而用手拽拉阴茎，哭叫不止。当患者改变体位使结石移动后又可继续排尿且剧痛得以缓解。膀胱结石患者可出现下腹部和会阴区钝痛，也可为明显疼痛，常因活动而诱发或加剧。结石可刺激膀胱黏膜，使患者出现尿频、尿急、尿痛的症状。患者常在排尿终末时出现血尿。几乎所有的膀胱结石患者都会继发感染，使尿频、尿急、尿痛的症状加重，并可能出现脓尿（尿中出现白色的脓液）。

膀胱结石的诊断包括：①患者有没有出现上述的相应

症状。②B超检查：除能发现膀胱结石外，还可以发现膀胱憩室、良性前列腺增生等。③泌尿系 X 线平片。④静脉尿路造影。⑤膀胱镜检查：能直接看到结石，并可发现膀胱其他病变。⑥直肠指检：较大的结石常可经指诊被扪及。

46. 膀胱结石有哪些治疗方法？

膀胱结石治疗的原则：一是去除结石，二是纠正结石形成的原因。膀胱感染严重时，应用抗菌药物。若有排尿困难，则应先留置导尿，以利于引流尿液及控制感染。根据不同患者结石的大小和患者自身情况，选择不同的治疗方式，常用的治疗方法有：①体外冲击波碎石。对于直径 1 ～ 2 cm 的结石，可以行体外冲击波碎石术。②经尿道膀胱镜取石或碎石。这是膀胱结石患者最常用的治疗方式。③耻骨上膀胱切开取石术。为传统的开放手术方式，较大结石且无碎石设备者可行此手术。该方法简便易行，安全可靠，不需要特殊设备，且能同时处理膀胱内其他病变。小儿及膀胱感染严重者，应作耻骨上膀胱造瘘，以加强尿液引流。

47. 尿道结石的临床表现与诊断方法有哪些？

尿道结石绝大多数是肾结石或膀胱结石排出过程中经过尿道时被阻。原发性尿道结石少见，多是在尿道已有病变的基础上形成，如尿道狭窄、尿道憩室和尿道异物等。男性尿道较女性长，自然状态下呈 S 形弯曲，且有 3 个狭窄部位，因此尿道结石绝大多数见于男性，且多数位于男性尿道的前端。尿道结石的典型症状是排尿困难，由于结石引起梗阻，尿线会变细、滴沥甚至出现急性尿潴留。患者会出现尿痛，一般为钝性疼痛，但也可以是尖锐的，并常放射至阴茎头部。

尿道结石的诊断包括：①前尿道结石可沿尿道扪及，后尿道结石可经直肠指检触及。② X 线平片：可明确结石部位、大小和数目。③尿道造影：可以确定结石的具体位置，并可以观察尿道狭窄和憩室情况等。④ B 超检查。

48. 尿道结石有哪些治疗方法？

尿道结石的治疗应根据结石的大小、形状、位置和患者尿道有无狭窄等情况而定。较小的尿道结石可以经尿道灌注液体石蜡后通过排尿促其排出或挤出，或经尿道镜钳取。位于尿道前段的结石，可以先向尿道内注入润滑剂，在皮肤外慢慢将结石推向尿道口。位于后尿道的结石可以先用金属探子将其推入膀胱内，再按膀胱结石处理。如尿道结石较大，或经上述处理无效者，可采用开放性手术治疗。

49. 饮食成分对结石形成有哪些影响？

尿石症的病因复杂，饮食也是影响因素之一。根据文献报告，能影响尿石症形成的食物成分有蛋白质、脂肪、糖类、嘌呤、草酸、矿物质、维生素、水、乳制品、微量元素等，但各种食物成分对结石形成的影响是错综复杂的，现简要介绍如下：

（1）蛋白质：高蛋白饮食尤其是动物蛋白质过高时，肾结石和输尿管结石的发病率增加，反之，当饮食中的动物蛋白质含量减少时，膀胱结石的发病率增加。如果饮食中蛋白质含量很低，并且动物蛋白质的含量也不足时，肾结石、输尿管结石和膀胱结石的发病率都降低。

（2）糖类：饮食中糖摄入越多，尿石症形成的相对危险性越大。

（3）嘌呤：嘌呤在人体内的代谢产物是尿酸，需要经肾脏排泄，所以大量摄入高嘌呤类食物可能增加尿酸结石形成的风险。富含嘌呤的食物有：动物内脏（肝脏、肾脏）、家禽皮、沙丁鱼和凤尾鱼等。

（4）草酸：草酸是人体的一种代谢产物，主要经尿液排泄，其在尿液中的排泄量升高是形成尿路含钙结石的重要因素之一。草酸广泛存在于菠菜、大黄、可可、茶和其他深色的绿叶蔬菜和植物中，尤其是在菠菜中的含量很高，因此建议草酸钙结石患者应尽量避免摄食菠菜。

（5）水：慢性失水状态和日常饮水量不足是诱发尿路结石的重要危险因素，大量饮水不仅有助于预防尿石症的发生，而且能延长尿石症患者的复发间隔时间。

50. 结石患者应如何管理饮食？

饮食对结石的形成有一定的作用，结石患者可参考的部分饮食管理方法如下：

（1）增加液体摄入量：一般日常状态下成人每日最好摄入 3000 ml 的液体，当出汗过多或消化液丢失时应相应增加饮水量。饮水需分多次饮用，切不可在短时间内一下饮入大量的水。

（2）增加食物纤维的摄入量：水果、蔬菜和菌藻类食物中含纤维较多，应鼓励患者多食用，但有的蔬菜和水果中草酸含量较高，应避免食用。

（3）减少维生素 C 的摄入：在人体内，维生素 C 可转化为草酸，因此对于草酸钙结石患者建议避免摄入过量。

（4）控制蛋白质的摄入：动物蛋白食物可食部分每日摄入量小于 175 g 较为合适。

（5）限制钠的摄入：人每天通过饮食，主要是通过食盐摄入钠，推荐患者将每天的食盐摄入量减少到 4 ～ 5 g。

（6）限制嘌呤的摄入：尿石症患者应减少富含嘌呤食物的摄入，例如动物肝脏、动物肾脏、家禽皮、沙丁鱼和凤尾鱼等。

51. 什么是体外冲击波碎石术？

体外冲击波碎石术是利用体外产生的冲击波来聚集冲击粉碎体内的结石，使之随体内排泄液排出体外。体外冲击波碎石术被称为尿石症治疗上的革命，具有非侵入性和安全高效的特点，目前已被公认为是治疗泌尿系统结石的首选方法。

体外冲击波碎石术所用的碎石机由两部分组成：一个是能够粉碎结石的冲击波源；另一个是结石的定位系统，目前多数碎石机采用的是 X 线或 B 超定位系统。体外冲击波碎石术必须在医生充分了解整个泌尿系统情况的前提下，根据患者的具体情况确定个体化的治疗方案。

患者一般在治疗前一日需口服缓泻剂以减少肠道内的积气和粪便，这样既有利于治疗中的定位，又能减少治疗过程中冲击波能量通过肠道积气时造成的损耗和对肠管的损伤。患者治疗的前一天可以洗澡清除皮肤表面的油脂，以利于冲击波进入体内起到相应的治疗作用。一般患者在进行治疗的当日晨起开始禁食。

52. 什么是经皮肾镜取石术?

经皮肾镜取石术是通过建立从皮肤到肾集合系统(位于肾脏中心部位的中空部分,与输尿管连通,主要用于储存尿液)的手术通道,在通道内放置内腔镜,在直视下直接摘取结石或进行碎石操作的技术。

从皮肤到肾集合系统通道的建立一般是在 B 超或 X 线两种引导装置的引导定位下,用穿刺针从皮肤穿入后建立通道,然后用扩张器将通道扩大后放入肾镜,在肾镜直视下进行取石或碎石操作。一般患者在治疗后需要放置肾造瘘管进行引流。

经皮肾镜取石术目前与输尿管镜取石术和体外冲击波碎石术共同成为尿石症现代主要的治疗方法,主要适用于较大的肾盂结石、部分肾盏结石及鹿角形结石,对于结石远端尿路有梗阻、质地坚硬的结石、残留或复发结石、有活跃性代谢疾病及需要手术者尤为适用。

53. 什么是输尿管镜取石术?

输尿管镜取石术是在输尿管镜直视下取石的技术,包括经尿道逆行输尿管镜取石术和经皮顺行输尿管镜取石术,前者是输尿管镜经尿道和膀胱后进入输尿管,主要是用来治疗输尿管中下段结石和部分输尿管上段结石。后者是输尿管镜经肾造瘘口通过肾盂进入输尿管,主要用来治疗输尿管上段结石。

输尿管结石一般首选体外冲击波碎石术,对于体外冲击波碎石机定位困难、治疗失败及碎石后形成"石街"(碎石后较小的碎石没有及时排出,过多地积聚在输尿管内的现象）的输尿管结石可采用输尿管镜治疗。对中下段结石取石成功率高达 90% 以上，取石所需时间短，术后恢复较快，但与体外冲击波碎石术相比仍有一定的创伤性。输尿管结石远端有梗阻及狭窄、患有全身出血性疾病、有急性尿路感染患者禁用输尿管镜取石术，明显前列腺增生的患者也不宜用此方法。

第四节　泌尿系统感染

54. 什么是泌尿系统感染?

泌尿系统感染是指病原体在机体内尿路中生长繁殖，侵犯尿路黏膜或组织而引起的尿路炎症，是肾脏、输尿管、膀胱和尿道感染的总称。

根据感染发生的部位可分为上尿路感染和下尿路感染。前者主要指肾盂肾炎，是由于病原体入侵肾脏所致，临床上有急性和慢性之分；后者主要为膀胱炎和尿道炎，感染仅局限于膀胱和尿道。根据感染发生时的尿路状态又可分为单纯性尿路感染、复杂性尿路感染（包括导管相关感染）和尿脓毒血症等。

任何致病菌均可引起尿路感染，但 90% 是大肠埃希菌、变形杆菌等革兰氏阴性菌，其中大肠埃希菌引起的尿路感染最为常见，约占 80% 以上。通常感染的致病菌仅为单一菌种，偶尔可为两种细菌混合感染，这种情况多见于长期使用抗生素治疗、使用尿路器械检查后以及长期留置导尿管的患者。

55. 泌尿系统感染是如何发生的?

泌尿系统感染是由致病菌引起的,但并不是说尿液中存在致病菌就一定会导致感染的发生。

有研究表明,对正常人的清洁中段尿进行细菌培养,61.1% 出现细菌生长,也就是说正常人的尿液中也可能存在细菌。但是由于人体有一定的防御能力,在整个尿路中,尿液的不断流动可以将细菌稀释、带走,减少细菌在尿路的滞留。另外,尿液一般呈酸性,含有尿素和有机酸,均不利于细菌的生长。除了这些因素外,人体的局部免疫功能也发挥着重要作用,如尿路黏膜通过分泌 IgA 可以抑制细菌的生长。

当以上机制出现问题时,如过度劳累、免疫力低下、尿路梗阻等,细菌无法及时排出,从而通过菌体表面的菌毛黏着于尿路黏膜后定居、繁殖,当细菌达到一定数量,而机体免疫力又不足以将其清除时,感染就发生了。

根据感染的途径我们将其分为上行性感染和下行性感染。其中上行性感染占了泌尿系统感染的绝大多数(95% 以上),主要指细菌从尿道口上行进入膀胱引起的感染,然后再继续沿双侧输尿管上行至肾脏而引起肾盂的感染。而下行性感染也称为血源性感染,是指机体其他部位的细菌感染侵入血液后随血流到达肾实质,从而引起肾盂肾炎。

另外,还有一种特殊来源的感染方式,即医源性的感染,是指与医疗器械相关的尿路感染,如留置导尿管、膀胱镜检查等。

56. 泌尿系统感染为什么更青睐女性?

临床上我们观察到女性尿路感染的发生率是男性的 10 倍左右，已婚青中年女性发生率更高，特别是卫生条件欠发达的地方。

这与女性尿路解剖结构有关。女性尿道短，长 3～5 厘米，直而宽，且尿道括约肌肌力较弱，细菌容易从尿道口进入膀胱，发生上行性尿路感染。相比之下，成年男性尿道 17～20 厘米长，加上男性特有的前列腺可以分泌具有杀菌作用的前列腺液，细菌上行感染的可能性小很多。

另一方面，女性的尿道口与阴道口、肛门相毗邻，阴道与肛门都有大量的细菌生长。月经血也是细菌良好的培养基，如不注意外阴清洁则细菌容易滋生导致感染。阴道炎、宫颈炎、盆腔炎及附件炎等妇科炎症的致病菌可通过邻近的淋巴途径或者分泌物污染尿道途径引起尿路感染。

此外，女性在青春期机体的生理变化导致尿道局部抵抗力降低，而婚后性生活易使尿道黏膜损伤而引起尿路感染，妊娠期激素水平的变化及增大的子宫压迫膀胱也是感染发生的诱发因素。绝经后尿道黏膜发生退行性变，具有抗菌作用的 IgA 及有机酸分泌减少，局部免疫力减退，也使感染率大大升高。因此，女性尤其要注意阴部的清洁，尽可能减少细菌定植的可能，从而预防感染的发生。

57. "尿频、尿急、尿痛" ＝泌尿系统感染?

"尿频、尿急、尿痛"又叫膀胱刺激征，是泌尿系统常见的症状。当患者出现尿频、尿急、尿痛时，我们会怀疑患者是否发生了泌尿系统感染，但除了泌尿系统感染外，其他疾病也可出现这些症状。

（1）泌尿系结石：肾结石、输尿管结石、膀胱结石和尿道结石患者在患病期间可因结石刺激、炎症或感染等而出现尿频、尿急、尿痛的症状。

（2）泌尿系统肿瘤：膀胱癌、前列腺癌等患者在肿瘤进展过程中也会出现尿频、尿急、尿痛的表现。

（3）泌尿系结核：肾结核、输尿管结核、膀胱结核患者均可有尿频、尿急、尿痛的症状。

（4）前列腺增生：前列腺增生患者最常见的症状就是尿频。当合并感染或结石时，也可有明显的尿频、尿急、尿痛症状。

（5）其他：如妊娠妇女由于增大的子宫压迫膀胱使膀胱容量减少而出现尿频的症状，其他系统的肿瘤侵及膀胱时患者也可能出现尿频、尿急、尿痛等症状。

泌尿系统感染患者，除了可能出现尿频、尿急、尿痛的症状外，还可能会有发热、腰痛、血尿等其他的表现。因此，"尿频、尿急、尿痛"与泌尿系统感染不是一回事，"尿频、尿急、尿痛"是对患者症状的描述，除了可见于泌尿系统感染外，也可见于多种其他疾病。泌尿系统感染是患者所患疾病的种类，除了可出现尿频、尿急、尿痛的症状外，也可能出现发热、血尿等其他的表现。

58. 怀疑泌尿系统感染的患者应做哪些检查？

怀疑泌尿系统感染的患者常见的检查包括：

（1）尿常规检测：是最常用，也是非常简洁、快速的检查，尿路感染的患者可能会出现尿液外观混浊，尿液中蛋白质、红细胞、白细胞含量增高等，用特殊染色方法，可能在显微镜下看到部分尿路感染细菌。

（2）尿培养：治疗前的中段尿标本培养是诊断尿路感染的最可靠的指标，不仅能明确诊断，还能明确感染的细菌种类，同时还能进行药物敏感试验，筛选出对致病菌敏感的抗生素用于患者的治疗。

（3）影像学检查：影像学检查不是每个尿路感染患者必需的检查项目，一般用于反复发作的尿路感染、复发性肾盂肾炎、合并无痛血尿或怀疑合并有泌尿系统结石或梗阻患者。首选项目是泌尿系超声，在超声有阳性发现需进一步检查时推荐 CT。此外，尿路平片、静脉尿路造影、放射性核素检测、膀胱镜等也可能被选择应用于患者以明确诊断。

59. 在做相关检查前应注意什么？

尿常规是泌尿系统感染患者最常见的检查之一，但是为了使检查结果真实可靠，在收集尿液标本时患者需要注意以下几点：

（1）检查需要用清洁容器留取新鲜尿标本，并在 1 小时内送检，因为标本放置数小时后白细胞即可被破坏，导致假阴性结果。

（2）在留取尿液前男性应清洁尿道口周围，女性应仔细清洁外阴，勿混进白带。

（3）尽量留取中段尿，因为排尿的前段和后段容易受到污染，且不少于 10 ml。

（4）留取时机的选择，尽量在症状明显时留取，而且应在使用抗生素前留取，以便更接近真实情况。

（5）尿路感染患者尿液中的白细胞常呈间歇性，因此应多次检查以保证准确性。

尿培养是泌尿系统感染患者另一项重要检查，在留取标本时除了常规的清洁外阴、尽快送检，还应尽量留取清晨第一次尿，保证尿在膀胱内停留 4～6 小时。另外应特别注意的是，如果患者已经自行服用抗生素，则至少需停药 5 天以上才能做尿细菌培养，否则会造成假阴性。

60. 怎么看尿常规化验单?

尿常规化验单一般有 4 列内容，依次为检查项目、此项目患者的检测结果、此项目的正常检测结果区间和项目检测结果的单位。

不同检查项目代表的意义简述如下：

（1）颜色与透明度：正常的新鲜尿液应该是清澈透明的（透明度），一般呈浅黄色至深黄色（颜色）。如果新鲜尿液呈现出非上述的状态，如尿液混浊或尿液呈红色、酱油色、白色等，即提示患者可能存在一些病变，需及时排查。

（2）蛋白质：正常人尿液中蛋白质定性实验应该是阴性的，也就是尿液中不含或含有很少量的蛋白质，尿蛋白质检查呈阳性时提示患者可能存在肾脏或肾外疾病，多见的是肾脏病变如肾小球肾炎、肾病综合征等，也可能是一些全身性疾病如糖尿病、多发性骨髓瘤等。

（3）尿红细胞、白细胞和上皮细胞：正常人的尿液中应该不含或含有极少量的红细胞、白细胞和尿路上皮细胞。尿液中红细胞增多可由多种疾病引起，常见的有肾炎、肾结石、肾结核和泌尿系统肿瘤等。尿液中白细胞增多一般是由泌尿系统感染引起，而尿路上皮细胞增多一般也是提示泌尿系统疾病，如炎症、肿瘤等。

（4）尿糖：正常人尿液中葡萄糖含量检测应为阴性，尿糖阳性常见于糖尿病、肾脏病变（肾脏不能正常吸收尿液中葡萄糖）和一些内分泌疾病。

（5）酮体：酮体是人体内脂肪代谢的产物，正常人尿液中应不含酮体，尿酮体检测阳性常见于糖尿病酮症酸中毒患者。

（6）尿胆红素与尿胆原：正常人尿液中检测呈阴性，阳性常提示肝脏病变。

61. 有的患者泌尿系统感染为什么会反复发作？

泌尿系统感染反复发作的常见原因有：

（1）未正确使用抗生素：①尿路感染患者推荐根据细菌培养和药物敏感性试验结果选择敏感的抗生素。②治疗时须使尿液中有足够浓度的抗生素，而不是单纯地依赖于血液中的药物浓度。③抗菌药物的使用应持续到症状消失，尿细菌培养转阴后2周。如患者有感染史、有尿路梗阻等不利因素时，须延长用药时间。④由于在抗菌药物治疗过程中，细菌可能会发生变异，因此可同时应用两种或两种以上的抗菌药物。

（2）应查明患者有无泌尿系梗阻因素：泌尿系梗阻常是尿路感染的直接诱因，同时感染后若有梗阻存在，则感染不易治愈，且易产生耐药性菌株，亦易复发。因此，泌尿系统感染患者应注意明确有无梗阻因素存在，如先天畸形、结石、肿瘤等，如有梗阻因素存在，则应及时处理。

（3）明确患者有无其他的易感因素：明确患者有无

其他系统疾病，如糖尿病、贫血、慢性肝病、营养不良、先天性免疫缺陷、长期服用免疫抑制剂等；有无留置导尿管、造瘘管；有无进行膀胱镜、前列腺穿刺活检等操作，如有相应情况应及时采取相应的治疗措施。

62. 如何减少导尿管相关的泌尿系统感染？

可用于减少导尿管相关的泌尿系统感染的常用方法有：

（1）严格控制导尿管留置时间：一般情况下如需留置导尿管应不超过 3 天，如必须长期留置导尿管，推荐至少一周换一次尿袋，一月换一次导尿管。

（2）保持引流管通畅：带尿管期间应注意勿使导尿管折叠、扭转等导致引流不畅。在患者身体条件允许的情况下，推荐患者多饮水，维持排尿量，既有利于控制感染，又可利用尿液对尿管的冲刷作用保持尿管通畅。

（3）增强机体抵抗力：根据患者身体情况适度地进行锻炼，合理加强营养，以提高患者机体抵抗力，减少感染发生的概率。

（4）控制机体其他疾病：如患者有其他疾病同时存在，应同步治疗其他疾病，如糖尿病患者应合理控制血糖等。

（5）保持尿道周围干净卫生：绝大多数的尿路感染细菌是大肠埃希菌，因此保持尿道口周围卫生，可减少肠道大肠埃希菌感染的概率。

63. 泌尿系统也会出现结核吗？

结核病是结核分枝杆菌侵入人体所导致的一类疾病，

我们听过最多的应该是肺结核，当结核杆菌侵入泌尿系统（肾、膀胱）时，同样会出现肾结核、膀胱结核，其中又以肾结核最为常见。

肾结核早期往往没有任何临床症状，随着病程进展，多数患者出现尿频、尿急、尿痛等普通尿路感染常见的症状，血尿多在上述症状发生后出现，是泌尿系结核另一重要症状。不同程度脓尿的出现也是泌尿系结核患者常见的症状之一，严重者尿呈米汤样，也可混有血液，呈脓血尿。因此，当"尿频、尿急、尿痛"的患者出现上述症状应向医生详细描述，并自查是否有结核病史，以免误诊。

临床上为了诊断泌尿系统结核，结核菌素试验和尿抗酸杆菌培养（连续3次）是重要的检查项目，但是尿培养存在耗时长、阳性检出率低等问题，临床上影像学检查也是确诊的重要证据。B超一般作为初选检查手段，增强CT为临床确诊的重要手段。

在治疗方面，规范的抗结核治疗是目前泌尿系结核最主要的治疗方法，但是手术治疗有时仍然无法避免，手术时机的选择应该在药物治疗至少2～4周，患者红细胞沉降率平稳、病情稳定后进行，手术后应继续坚持抗结核药物治疗。

64. 性病和泌尿系统感染是不是一回事？

性病和泌尿系统感染是两种不同类型的疾病。性病是通过性生活接触而感染的疾病，包括常见的梅毒、淋病、艾滋病、生殖器疱疹、软下疳、尖锐湿疣、滴虫性阴道炎等。上述疾病除了少数经过血液、母婴传播，绝大部分是通过直接性接触传播的。在日常生活中，只要洁身自爱，不必过分担心。虽然部分性病如淋病，在病程中也会出现尿频、尿急、尿痛等泌尿系统感染的症状，如果患者抵抗力低下，也可以出现发热、全身酸痛等与肾盂肾炎类似的全身症状，但是出现上述症状的患者完全不必将其与性病联系起来，在就诊过程中也不用讳疾忌医或隐瞒病情，更不能找一些非正规的专科医院而贻误病情。在医生问诊过程中应该说明有无不洁性生活史，以免误诊漏诊。

65. 泌尿系统感染患者的一般处理有哪些？

在确诊尿路感染后，医生在制订治疗方案时大多以抗生素作为主要手段，但是对患者的一般处理同样是影响疾病转归与复发的重要因素。主要包括以下几个方面：

（1）嘱咐患者注意休息。在急性期应尽量卧床休息，待体温恢复后再下床活动，防止过度疲劳导致机体免疫力进一步降低造成再感染或者复发。

（2）保证营养与进水量。患者在感染期间应给予营养丰富又易于消化的食物，并增加饮水量，以保证排出足够的尿量（1500 ml 以上），这样不仅使尿路得到冲洗，有利于带走更多的细菌，而且可以降低尿路的高渗状态，不利于细菌的生长。

（3）给予一定的对症治疗。如对于发热、头痛、腰痛的患者可以给予解热镇痛药物，但是一定得在诊断明确后进行，以免掩盖疾病的症状而导致误诊。对于腹部痉挛性疼痛的患者可以给予阿托品等解痉药，对于尿路刺激症状严重的患者可以给予碳酸氢钠、枸橼酸钠等。

这些一般处理方法虽然不能起到根治感染的作用，但也是降低复发率的重要环节，是对抗生素治疗的有效补充。

第五节　前列腺疾病

66. 什么是前列腺？常见的前列腺疾病有哪些？

前列腺是男性特有的腺体，其位于盆腔深处，上接膀胱下接阴茎，后面依直肠，通过体表无法触摸到。前列腺形如栗子，其生长和发育受到雄激素的影响，50 岁以下男性的前列腺重 15 ～ 20 g。

前列腺的中间有尿道通过，尿液可经由膀胱经前列腺及阴茎排出体外。此外，前列腺是人体内少有的同时具有内、外双重分泌功能的腺体。作为外分泌腺，前列腺可分泌碱性的前列腺液，在射精过程中，前列腺液与精囊液和精子一起排出体外。前列腺液可中和阴道中的酸性分泌物，维持精子的存活；同时，前列腺液可通过多种蛋白水解酶，使凝固的精液液化，有利于卵细胞受精。此外，作为内分泌腺，前列腺液可分泌前列腺素，该激素在人体中发挥重要的作用，对生殖系统、血管和支气管平滑肌、胃肠道、神经系统、呼吸系统和内分泌系统等多个系统具有调节作用。

前列腺可能发生的疾病主要有前列腺炎、良性前列腺增生及前列腺癌。

67. 前列腺炎是什么？有哪些类型？

前列腺炎可发病于任何年龄段的男性，而 50 岁以下的男性发生率最高。有研究表明，约 50% 的成年男性一生中的某个阶段会出现前列腺炎的症状。同时前列腺炎与前列腺增生和前列腺癌不同，它不是因为前列腺细胞本身的改变而引起的疾病，而是因为前列腺的局部发生了炎症。这种炎症可以是急性的，也可以是慢性的，可由明确的致病微生物引起，也可以在没有任何致病菌存在的情况下发生。

前列腺炎主要可分为四类，不同类型的前列腺炎治疗策略也不尽相同。以下简要介绍前列腺炎的分类：

（1）急性细菌性前列腺炎：前列腺的急性细菌感染而诱发的疾病，常见的致病菌是尿路来源的大肠埃希菌。该型前列腺炎比较少见，发病率较低。

（2）慢性细菌性前列腺炎：前列腺内反复发作的细菌感染，通常是由同一种致病菌引起的。国内患者所患前列腺炎有 5% ～ 10% 属于此类。

（3）慢性前列腺炎 / 慢性盆腔疼痛综合征：该类患者的主要特征是泌尿系统疼痛。这是前列腺炎中最常见的类型，超过 90% 的前列腺炎属于此类。

（4）无症状性前列腺炎：该类患者虽无泌尿系统疼痛症状但前列腺内有炎症存在。这类患者多是在进行其他泌尿系统检查时发现的。

68. 前列腺炎常见的临床表现是什么？

无症状性前列腺炎无明显的临床表现。其他三类前列腺炎的临床表现存在一定的差异，但均存在不同程度的排尿症状。排尿症状主要表现为尿频、尿急、痛性排尿、尿道灼痛等，可伴有脓性尿道分泌物。前列腺炎症水肿严重时可压迫前列腺部尿道导致排尿不畅、尿线变细及排尿困难等，甚至可引起急性尿潴留。其次患者可能会出现下腹部、外生殖器及会阴和肛门区不适，表现为闷痛或饱胀感。

除了前列腺炎可能出现的共同症状，各类型前列腺炎也有自身特异性的临床表现。

（1）急性细菌性前列腺炎起病急、症状重，除了泌尿系统症状，还可出现高热、寒战、乏力等全身感染症状。此外，前列腺的炎症可能会直接扩散至精囊及输精管等部位导致精囊炎、输精管炎等并发症。

（2）慢性细菌性前列腺炎发病缓慢，一般不会出现发热等全身感染症状。多数患者临床症状往往迁延不愈，易复发。

（3）慢性前列腺炎/慢性盆腔疼痛综合征的患者可表现为会阴部、大腿内侧及阴茎等部位的放射性疼痛，可同时在一处或多处出现，也可在不同部位交替出现，严重程度不一，反复发作。此外，该类患者也可表现出不同程度的焦虑、抑郁、紧张、失眠等精神症状及出现性心理异常等。

69. 前列腺炎与哪些疾病表现类似？

前列腺炎症状复杂多样，无明显的特异性。临床上，有一些疾病与前列腺炎的临床表现相似，为了取得良好的治疗效果，应该将前列腺炎与以下疾病进行明确的鉴别诊断，如泌尿生殖系统其他部位的感染、前列腺增生、膀胱过度活动症、神经源性膀胱、腺性膀胱炎和膀胱肿瘤等。以下简要介绍前列腺炎与三种疾病的鉴别诊断。

（1）泌尿生殖系统其他部位的感染，如急性肾盂肾炎、膀胱炎、尿道炎等。急性肾盂肾炎与前列腺炎可通过患者的临床表现鉴别，虽然两者有相似的急性发热及尿频、尿痛等排尿系统症状，但急性肾盂肾炎伴随患侧的腰酸腰痛症状，并无会阴部的放射痛及排尿困难；膀胱炎和尿道炎与前列腺炎的鉴别可依赖于前列腺检查。

（2）前列腺增生与前列腺炎的临床表现类似，但前列腺增生的多发年龄为 50 岁以上，而前列腺炎的好发人群为青年男性；前列腺增生除了可出现尿频等尿路刺激征，也可出现排尿困难等尿路梗阻症状。

（3）膀胱过度活动症（OAB）是一种以尿急为特征的症候群，常伴有尿频和夜尿症状，伴或不伴急迫性尿失禁，无明显的病因。OAB 和前列腺炎可通过尿动力学等辅助检查进行鉴别。

前列腺炎与其他多种疾病主要可依靠详细病史、体格检查和相应的辅助检查进行鉴别，明确的鉴别诊断可为疾病的治疗提供重要的参考。

70. 前列腺炎有哪些诱因？如何预防？

前列腺炎的诱因是多方面的，常见的诱因多与不良生活习惯导致的前列腺充血相关，其次泌尿系统感染和免疫力低下也可诱发前列腺炎。

首先，可导致前列腺充血的不良生活习惯是前列腺炎发生的最重要的诱因，如久坐不动，长时间开车，性生活过频，性交被迫中断，或者性生活过度节制，酗酒及感冒受凉等。前列腺过度充血可导致前列腺局部温度升高，为致病微生物的生长和繁殖提供了一个理想的"温床"。其次，其他泌尿系统感染未能良好控制可导致致病菌侵入前列腺促进前列腺炎的发生。最后，免疫力低下、焦虑等心理状态和不正规的前列腺检查也可能诱发前列腺炎。

在一些人群中存在着前列腺炎高发的情况，如酗酒者、过度纵欲者、汽车司机、白领及大中专学生等，这些人群应尤其注意改善不良的生活习惯从而减少前列腺炎的发生。为此，我们为大家提供一些建议以预防前列腺炎的发生：①养成良好的生活习惯，避免酗酒、久坐，适当进行体育锻炼，多饮水，不憋尿，保持尿路通畅；节律性生活；②如发生泌尿系统感染、急性附睾炎、急性精囊炎等，应给予积极彻底的治疗；③保持良好的心情，养成乐观、健康的心态；④尽量不要到非正规诊所进行前列腺方面的检查及治疗。

71. 前列腺炎影响男性性功能吗？会引起不育吗？

前列腺炎并不会直接破坏患者的性功能，但其会对性功能具有一定的不利影响，这种影响与患者的患病时间、患者年龄密切相关。前列腺炎患者可能出现的性功能障碍包括性欲减退、勃起功能障碍及射精功能障碍等，发生率可达49%。然而，前列腺炎患者出现性功能障碍的原因主要是心理性因素，如因前列腺炎严重的尿路刺激症状引起的焦虑、抑郁和恐惧，担心炎症可通过性生活的方式传染给伴侣而加剧病情。因此，通过正规医院的诊疗，正确认识前列腺炎进而治愈疾病并减轻心理压力，性功能障碍可得到有效的缓解。

慢性前列腺炎与不育症有一些关系，但临床上一些患者虽然同时患有慢性前列腺炎和不育症，但两者之间并没有因果关系。前列腺炎可能通过以下方面影响患者的生育功能：①患者的前列腺液里可能存在大量的致病微生物、细菌毒素和炎性分泌物，这些物质会对精子活力产生影响，降低了其使卵子受孕的能力；②慢性前列腺炎时，患者前列腺液的分泌量减少，这使精液量同时减少，并且也同时增加了精液的黏度，不利于精子的生存和受孕；③前列腺慢性炎症持续存在可能使机体产生抗精子抗体，导致无精子症；④部分慢性前列腺炎患者因过重的心理负担，害怕性生活，这也与不育相关。前列腺炎伴不育的患者需要在医师的指导下进一步检查，明确不育症的真正病因后再进行相应的治疗。

72. 前列腺炎如何治疗？

前列腺炎应该采取综合及个体化治疗，其治疗原则由前列腺炎的分类及尿道刺激症状和慢性盆腔疼痛程度来决定。

急性前列腺炎的治疗应首选在前列腺液中能达到治疗水平的广谱抗生素，对于出现感染、高热、寒战等全身中毒症状的应该给予静脉给药治疗及相应的对症治疗。应避免前列腺按摩以免感染菌播散引起败血症，并注意卧床休息、补充热量、大量饮水及润肠通便。值得注意的是，急性前列腺炎在有效抗生素治疗下，症状短期内就会被控制，但这并不意味着前列腺炎被治愈了。为了能够彻底治愈前列腺炎，应该继续坚持服用抗生素 6 周左右。

慢性细菌性前列腺炎推荐以口服抗生素为主，明确致病菌种类选择敏感抗生素，疗程为 4 ～ 6 周，治疗期间应该对患者治疗效果进行阶段性的疗效评价。此外应使用 α 受体阻滞剂或其他药物改善排尿症状。

慢性前列腺炎 / 慢性盆腔疼痛综合征患者如有细菌性感染需服抗生素 2 ～ 4 周，然后根据治疗反馈决定是否继续抗生素治疗。对于以慢性盆腔疼痛为主的患者使用 α 受体阻滞剂、植物制剂、非甾体抗炎镇痛药和 M 受体阻滞剂等药物治疗。

无症状性前列腺炎一般无需治疗。

73. 什么是良性前列腺增生，有哪些临床表现？

良性前列腺增生是引起中老年男性排尿障碍最为常见的一种良性疾病，年龄的增长和有功能的睾丸是影响良性前列腺增生发生的最为重要的两个条件。前列腺增生通常发生在 40 岁以后，发病率随着老年男性的年龄增加而增长。据统计，年龄在 60 岁的男性，超过 50% 患有良性前列腺增生症，年龄大于 85 岁的男性则高达 90%。

前列腺增生主要可导致老年男性出现膀胱刺激征、尿道梗阻症状以及梗阻并发症。具体而言：①膀胱刺激征包括尿频、尿急等。值得注意的是，夜尿增多在前列腺增生的症状中往往是出现最早的，也是衡量前列腺增生严重程度的一个重要指标，正常情况下，夜尿次数应不超过 2 次。②梗阻症状包括排尿踌躇、排尿困难及间断性排尿，患者有大量的残余尿甚至发生尿潴留等症状。梗阻性症状的出现反映出前列腺已对尿道造成了梗阻，如若发现急性尿潴留，需要及时去医院进行处理。③随着病情的进展，前列腺增生引发的梗阻可引起一系列的并发症。

74. 前列腺增生有哪些并发症？这些并发症有何严重危害？

前列腺增生本身不是恶性疾病，不会直接危及患者的生命，但如果不进行治疗就可能产生很多并发症，主要包括尿潴留、尿路感染、血尿、上尿路扩张和膀胱结石，甚至出现全身感染、肾衰竭等。

尿潴留是前列腺增生的常见并发症，可以分为慢性和急性两种。长期慢性尿潴留可能会导致肾脏损害，进而导致患者出现恶心、呕吐、尿少、全身瘙痒、乏力及面部水肿等肾损伤症状。急性尿潴留不仅会造成严重的肾脏功能损害，而且可能导致膀胱破裂，如不及时治疗，很可能危及生命。

长期的前列腺增生可导致尿道感染，主要表现为尿急、尿频、排尿困难突然加重，且排尿时伴有尿道疼痛，严重时还会出现腰痛、发热等。尿路感染很容易使患者忽视自己的前列腺增生病情，只是单纯地控制感染而没有及时解除导致尿道感染的梗阻原因，进而使得尿道感染反复发作。

前列腺增生患者也可出现血尿，轻者尿中有少量血丝、血块，重者尿液颜色鲜红。有时，血尿可以自行缓解，但极易复发。此外，如果前列腺增生患者出现血尿，应高度重视及时就医，以排除肿瘤的可能。

前列腺增生的患者还可能会并发膀胱结石，膀胱结石的典型症状就是排尿过程中突然尿液会停住，通过改变体位，小便突然能够排出。

75. 如何明确良性前列腺增生的严重程度？

目前，国际公认的判断前列腺增生患者严重程度的是"国际前列腺症状评分"（IPSS）量表（见表 3.1）。该量表反映了前列腺增生患者对尿路刺激征和梗阻症状的主

表 3.1　国际前列腺症状评分（IPSS）

在最近一个月内，您是否有以下症状?	无	在五次中					症状评分
		少于一次	少于半数	大约半数	多于半数	几乎每次	
1. 是否经常有尿不尽感?	0	1	2	3	4	5	
2. 两次排尿间隔是否经常小于两小时?	0	1	2	3	4	5	
3. 是否曾经有间断性排尿?	0	1	2	3	4	5	
4. 是否有排尿不能等待现象?	0	1	2	3	4	5	
5. 是否有尿线变细现象?	0	1	2	3	4	5	
6. 是否需要用力及使劲才能开始排尿	0	1	2	3	4	5	
7. 从入睡到早起一般需要起来排尿几次?	没有 0	1次 1	2次 2	3次 3	4次 4	5次 5	
症状总评分＝							

观反映。可根据 IPSS 评分将前列腺增生患者的症状严重程度分为轻（0～7 分）、中（8～19 分）、重（20～35 分）三个等级。IPSS 评分除了能够反映患者症状的严重程度，也可以在一定程度上预测前列腺增生的临床进展，如中重度症状的患者发生急性尿潴留的风险是轻度症状的患者发生急性尿潴留风险的 4 倍。

76. 良性前列腺增生常用的检查有哪些?

为了明确前列腺增生的诊断及前列腺增生的程度，需要进行尿常规、血清前列腺特异性抗原检测、前列腺超声检查、尿流率检查及尿动力学检查等。

尿常规检查对于良性前列腺增生患者来说十分重要，通过尿液分析了解有无泌尿系统感染和血尿。若患者存在感染和血尿，需要考虑患者的症状是否来自于前列腺增生以外的疾病。

血清前列腺特异性抗原（PSA）检测，首先应该明确的是 PSA 并不是前列腺癌所特有的。明确 PSA 的情况不仅有助于前列腺癌和前列腺增生的鉴别诊断，也可作为一项危险因素预测前列腺增生的临床进展，从而指导治疗方法的选择。有研究表明血清 PSA $\geq$ 1.6 ng/μl 的前列腺增生患者发生临床进展的可能性大。

前列腺超声检查对于了解患者前列腺的形态、大小及对膀胱所造成的梗阻程度和残余尿量有重要意义。超声可以经腹壁和经直肠进行前列腺的检查，经直肠途径可以精确地测定前列腺的体积［计算公式为 0.52$\times$ 前后径（cm）$\times$ 左右径（cm）$\times$ 上下径（cm）］。一般认为，直肠超声估计前列腺体积大于 20 ml 才能诊断前列腺增生。前列腺体积是预测前列腺增生进展的另一个因素，前列腺体积 $\geq$ 31 ml 的患者出现临床进展的可能性大。

尿流率是指单位时间内排出的尿量。尿流率检查有两项主要指标，最大尿流率（Qmax）和平均尿流率（Qave），其中最大尿流率更为重要。50 岁以上的男性，Qmax $\geq$ 15 ml/s 属于正常，15 $\sim$ 10 ml/s 者可能会有梗阻，$<$ 10 ml/s 者则一般有梗阻如前列腺增生的发生。

77. 良性前列腺增生有哪些治疗方法?

患者的排尿刺激症状和排尿梗阻情况是患者寻求治疗的重要原因也是治疗措施选择的重要依据。具体患者采取何种治疗措施,应当综合医生的个人经验、患者的个人意愿、前列腺的大小以及患者的并发疾病和全身状况而定。

如果症状轻微,不影响日常生活,客观检查无显著异常,可以观察等待,也可通过睡前少饮水、限酒等方式改善症状,并且注意定期复查。

如果症状明显,检查出有尿流率下降、膀胱残留尿较多,就可以考虑药物治疗。药物治疗的短期目标是缓解症状,长期目标是缓解疾病的进展及预防并发症的产生。在减少药物治疗副作用的同时保持患者较高的生活质量是前列腺增生患者接受药物治疗的总体目标。

作为一种临床进展性疾病,部分生活质量受到严重影响的前列腺增生患者最终需要接受手术或微创治疗来解除症状对生活质量的影响。对于长期服用药物治疗的患者,如果药物治疗效果并不满意,临床症状严重,医生也会根据具体情况建议手术治疗。手术治疗效果则主要体现在患者主观症状(IPSS评分)和客观指标(如最大尿流率)的改变。

此外,经尿道微波热疗、经尿道针刺消融、前列腺支架、经尿道前列腺气囊扩张也是前列腺增生可选的治疗方案。

78. 治疗良性前列腺增生的常用药物有哪些?

目前常用的治疗良性前列腺增生的药物可以概括为三

类："放松药"——α 肾上腺素受体阻滞药，"瘦身药"——5α 还原酶抑制剂，其他类药物。

α 肾上腺素受体阻滞药，可使膀胱和前列腺的肌肉放松，对尿频、尿急症状严重的患者尤为适用。目前临床上常用的 α 受体阻滞剂有很多种，如进口的坦索罗辛及多沙唑嗪等就属于此类药物，而且有良好的治疗效果。长期的临床观察显示，服用 α 受体阻滞药能够较快地起到治疗作用。但 α 受体阻滞药有引起头晕、头痛、乏力、困倦、体位性低血压、异常射精等副作用，尤其应该注意体位性低血压的发生。

5α 还原酶抑制剂，不仅能阻止前列腺继续增生，还能使增生的前列腺缩小。目前，临床上常用的 5α 还原酶抑制剂，包括非那雄胺和度他雄胺等。研究证明长期服用这类药物可使增生的前列腺腺体积缩小 20%，能明显改善排尿困难等症状。对于前列腺体积越大的患者，疗效越好。5α 还原酶抑制剂可能引起勃起功能障碍、射精异常和性欲低下等副作用。此外，该类药物也会对 PSA 的水平产生影响，服用 6 个月以上可使 PSA 水平减低 50% 左右。

其他类包括 M 受体拮抗剂，如托特罗定和索利那新等，使用该药物时应严密观察残余尿变化，避免尿潴留的发生。一些植物制剂也对前列腺增生具有一定的治疗作用。

79. 哪些良性前列腺增生的患者需要手术治疗？手术治疗方式有哪些？

当患者出现以下情况时，在身体允许的情况下需接受手术或微创治疗：①反复尿潴留（至少在一次拔管后不能排尿或者两次尿潴留）；②反复血尿，药物治疗无效；

③反复的泌尿系统感染；④出现膀胱结石；⑤继发性上尿路积水（伴或不伴肾脏功能损害）等并发症。

前列腺增生的手术和微创治疗主要包括经典的外科手术治疗、激光治疗以及其他治疗方式。经典的外科手术治疗方法有经尿道前列腺电切术（TURP）的微创手术以及开放性前列腺摘除术。TURP 是前列腺增生治疗的"金标准"。一般情况下：TURP 主要适用于治疗前列腺体积在 80 ml 以下的前列腺增生患者；如果前列腺体积大于80 ml，特别是合并膀胱结石或合并膀胱憩室的患者则推荐使用开放性的前列腺摘除术。具体选择何种手术方式也与手术医生的技术熟练程度和经验相关。此外，目前经尿道前列腺等离子双极电切术、经尿道前列腺电汽化术、经尿道激光手术及一些新兴的技术手段也逐渐用于前列腺增生的治疗。

总之，目前前列腺增生手术治疗方式很多，但每种手术都有其各自的优缺点，患者要根据实际情况及医生的建议选择适合自己的手术方式。

80. 前列腺增生患者接受经尿道前列腺电切术（TURP）治疗后应注意什么？

（1）出现血尿：在前列腺电切术后的 2 ～ 3 天内会出现血尿，在经过冲洗、止血等治疗后，尿液的颜色会转为淡红或完全正常。但是一些患者在出院后，如果大便比较干燥、用力大便后血尿可能会再次出现。所以，患者在术后，一定要保持大便通畅，多吃一些富含粗纤维的食物，必要时要服用一些通便的药物。

（2）尿频加重：在 TURP 术后的 1 ～ 2 个月的时间

内，患者还会觉得排尿次数比以前增多，甚至比手术以前还严重。这主要也是因为尿道里的新鲜伤口需要一定的时间愈合，在愈合前，创面对尿液等刺激比较敏感，所以会出现尿频这种情况。随着伤口的慢慢愈合，会逐渐好转。

（3）尿管拔除失败：TURP 患者术后常规插导尿管，一般在术后的 3～5 天第一次拔除导尿管，但部分患者在拔出尿管后有可能排不出小便，这需要再次插导尿管，并辅助服用盐酸坦索罗辛（哈乐）等药物，一般都能好转。为了避免这种情况的发生，患者在拔出尿管后一定要尝试主动排尿，以避免急性尿潴留的发生。

（4）在 TURP 后复查时，患者尿常规检查会出现一定数量的白细胞和红细胞，但患者自身并无不适。此时可行泌尿系统 B 超检查，如无异常，则不需特殊处理。

另外，在 TURP 后的短期时间内，尽量不要骑车并避免泡热水澡。

第六节　男科疾病

81. 隐睾是怎么回事儿？

健康男性有两个"蛋蛋"（睾丸），正常情况下它们应该待在自己舒服的家——阴囊中，阴囊为睾丸产生精子和分泌激素提供了最适宜的环境。正常情况下，男性胎儿在子宫内发育的后期，睾丸已进入阴囊内安家。然而，有很小一部分足月产男婴和相当一部分早产男婴的睾丸没能进入阴囊里，而是停留在了肚子中，这就造成了隐睾。隐睾可表现为单侧，也可表现为双侧。在大多数隐睾的患儿中，在出生后数月内睾丸仍可降入阴囊，但仍有一小部分在出生后一年睾丸仍未降入阴囊。因此，男婴出生后家长要注意检查睾丸情况，如有隐睾要密切观察，必要时要去医院诊治。

隐睾的主要危害是可能导致不育，因为肚子里的环境不利于睾丸的生长发育，更不利于其产生生育所必需的精子。另外隐睾可能恶变为肿瘤，隐睾睾丸肿瘤的发病率是正常男性的数十倍。因此发现隐睾后应给予足够的重视，尽早去医院诊治。睾丸的自发下降多在出生后数个月内即可完成，隐睾的决定性治疗最好在出生后 6 ～ 12 个月内完成，治疗方案包括激素治疗（促进睾丸下降）和（或）睾丸下降固定手术（通过手术的方法把睾丸固定在阴囊内）。对于青春期及以后才发现隐睾的患者，一经发现应及时行睾丸下降固定术。术中如果发现睾丸已萎缩无功能或不能下降引入阴囊，可施行睾丸切除术，以预防其癌变。

82. 阴茎多大才算正常?

大部分男性可能都关心过自己的阴茎大小和形状，一些人会觉得自己的阴茎是不是有些小？需不需要用什么方法补救呢？

正如身材有高矮、胖瘦之分、五官存在着大小有别一样，阴茎也会长短不一，粗细不齐。此外，在常态下同一个人的阴茎长度也不恒定，如紧张、寒冷或严重疲劳时都可使阴茎短缩。有统计数字表明，在黄种人中，松弛的阴茎平均长度为 5 ～ 10 厘米，勃起后平均为 10 ～ 15 厘米。另外，那些松弛时比较短小的阴茎个体其伸缩性更大，勃起后的长度与松弛时较长的阴茎勃起后相差无几，区别不大。而且，较短小的阴茎也更容易勃起一些。因此，在大多数情况下，人们没有必要顾虑自己阴茎长度及粗细。阴茎的长短和男性的性能力无关，亦不是影响女性获得性快感的要素。一般医学上认为，男性阴茎长度大于 5 厘米即可行使正常性功能。

医学上对小阴茎的诊断有很严格的定义，长度小于正常阴茎平均长度 2.5 个标准差以上，与年龄不符，但外观正常，其长度与直径比值正常才能被诊断为小阴茎。对于阴茎长度测量也有严格的规范：将未勃起的阴茎置于伸展状态，用手提阴茎头尽量拉直，沿阴茎背侧，用尺子测量从耻骨联合到阴茎头顶所得的长度。对隐匿阴茎及蹼状阴茎应尽量推挤脂肪及周围组织，准确测量。对小阴茎患者的治疗，不同病因的治疗方法不同，应在准确诊断的基础上决定治疗方案。

83. 勃起功能障碍如何治疗？

勃起功能障碍指有性欲要求时，阴茎不能勃起，或者虽然有勃起且有一定程度的硬度，但不能保持性交的足够时间。偶然发生的勃起功能障碍，在下一次性生活时完全正常，可能是一时紧张或劳累所致，不属于病态。勃起功能障碍根据发生原因可分为心理性勃起功能障碍、器质性勃起功能障碍或混合性勃起功能障碍（心理性因素和器质性因素并存）。

如果清晨或自慰时阴茎可以勃起并可维持一段时间，则勃起功能障碍多是心理性的。心理治疗是最重要的治疗手段，包括性知识教育、心理咨询和行为治疗等。可以配合使用口服药，或阴茎海绵体注射和真空负压吸引等治疗方式。

　　器质性勃起功能障碍的病因复杂，可能的原因有严重全身性疾病、慢性病（如糖尿病、肝脏疾病、肾脏疾病、呼吸系统疾病和心脏疾病等）、生殖系统先天性畸形、慢性酒精中毒和内分泌系统疾病（如原发性性功能不全、下后脑垂体异常、皮质醇增多、甲状腺功能减退等）等等。治疗时应首先应明确引起疾病的原因，再针对病因进行治疗。同时，口服药物（西地那非、他达拉非、伐地那非等）、真空缩窄装置、海绵体注射疗法及外科治疗等能不同程度治疗勃起功能障碍，需与专业医师沟通后选择合适的治疗方案。

84. 怎样才算"早泄"？

　　早泄是男性最常见的性功能障碍，指性交时间很短即射精。有时阴茎未与女性接触，或刚接触时，或刚进入阴道不久即行射精，射精后阴茎随之疲软。但早泄的严格定义尚有争议，一般认为，健康男性在阴茎插入阴道 2～6 分钟发生射精，即为正常。第一次性生活的男性由于紧张和兴奋，可能很快就出现排精，此时也不能诊断为早泄。

　　大部分早泄患者的病因是心理性和阴茎局部性因素（龟头过于敏感）。也有部分疾病可能导致早泄，比如一些脊髓系统疾病、糖尿病、心血管疾病、骨盆骨折、泌尿生殖系统疾病如尿道炎、前列腺炎等。

　　早泄的治疗应根据发病原因，选择适当的治疗方法。治疗方式包括心理治疗、行为方法指导、药物治疗、手术治疗等。在治疗前，要先向医生了解可能的选择，以及各种治疗方法的好处及坏处，并把安全性放在第一位。

85. 什么是包茎、包皮过长？

包皮指阴茎皮肤覆盖在阴茎头处褶成双层的皮肤。在婴幼儿期包皮较长，包绕阴茎使龟头及尿道外口不能显露。随着年龄的增长，阴茎和包皮逐渐发育，青春期时，包皮向后退缩，至成人期龟头露出。

如果到了成年，包皮口狭窄，包皮与阴茎头仍粘连，包皮不能上翻，无法露出尿道口或阴茎头，在医学称之为包茎。包茎对健康的危害比较大：龟头不能裸露会影响性快感的产生。包皮内易积存污垢、感染细菌十分不卫生，长期包皮垢刺激可能导致阴茎癌。比较严重的包茎，包皮口窄如针孔，会引发排尿不畅，时间久了可能引发输尿管反流、输尿管肾盂扩张，引起上尿路细菌感染，而导致继发性反流性肾脏病甚至肾功能损害。所以对于包茎患者，最佳治疗方式是进行包皮环切术。

如果包皮虽能露出龟头，但包皮口很小，盖没尿道外口，就称包皮过长。对于不发炎且无不适的包皮过长，可不必手术治疗，但需注意要经常将包皮上翻清洗。但对于包皮或龟头反复发炎的患者，建议进行包皮环切术的治疗。

86. 什么是不育症？

不育症指正常育龄夫妇有正常性生活，在 1 年或更长时间不避孕也未生育的病症，其中，单独男方因素及合并男方因素引起的不孕不育约占 50%。

男性生育的基本条件是具有正常的性功能和拥有能与卵子结合的正常精子。因此，男性不育分为性功能障碍和精子 / 精液异常两类（或并存），后者依据精液分析结果可进一步分为无精子症、少精子症、弱精子症、精子无力症等原因。

导致男性不育的性功能障碍包括早泄、不射精和逆行射精等，这些问题会导致精子无法与卵子结合，治疗相应原发病即可。

87. 不育症应该做哪些检查?

导致精子/精液异常的原因比较复杂，出现病变的器官可能是睾丸、前列腺、神经系统等，重要的检查包括：

（1）精液分析：是衡量男性生育力重要而简便的方法。通过手淫或取精器，使用专用玻璃瓶，不用塑料杯或避孕套收集，标本送检时间不要超过1小时，温度保持在25～35℃，禁欲时间以3～5天为宜。由于精子数目及精子质量经常变化，建议连续检查3次取平均值。

（2）尿液和前列腺液检查。

（3）生殖内分泌激素测定：包括睾酮（T）、黄体生成素（LH）、卵泡刺激素（FSH）等生殖内分泌激素。结合精液分析和体检，可以提供鉴别不育症的病因。

（4）抗精子抗体检查。

（5）其他相关检查。

88. 精液常规结果怎么看?

精液常规是检测男性生育力最重要的检查。一般的精液常规检查包括精液体积、颜色、pH值、液化时间、精子密度、精子活力和精子畸形率等指标。

精液体积：正常一次射精体积为2～5 ml，过少说明精囊或前列腺有病变，过多说明精子被稀释而密度相应减少，亦影响生育。

颜色：正常精液应为灰白或乳白色，久未射精者可呈浅黄色。黄色、棕色脓样精液、鲜红或暗红色血性精液均说明不正常，需做相应检查确认病因。

pH 值：精液正常 pH 在 7.2 ~ 8.0，精液 pH 值 < 7.0，可能为少精或无精症，精液 pH 值 > 8.0 可能存在泌尿系统感染。

液化时间：应 ≤ 30 分钟。导致精液不液化的原因包括精囊炎或前列腺炎等。

精子密度：应 ≥ $20×10^6$/ml，小于此值说明精子过少。

精子活力：a 级 ≥ 25% 或 a + b 级 ≥ 50%。

精子正常形态率： ≥ 15% 即正常。

89. 精索静脉曲张一定要治疗吗？

精索静脉曲张是导致男性不育的主要原因之一，也是男性较常见的泌尿生殖系统疾病。多见于青壮年，发病率占正常男性人群的 10% ~ 15%，在男性不育症中占 19% ~ 41%。

在男子阴囊内，左右分别连接着一条由动脉、静脉和输精管组成的精索。精索里的静脉即精索静脉。精索静脉曲张是指精索内蔓状静脉丛的异常伸长、扩张和迂曲。病变轻时一般无症状，仅在体检时发现。病变重时，在阴囊部位可见到突出扩张的蔓状静脉丛，仿佛一团蚯蚓，患者自觉有坠胀感、隐痛，步行或站立过久则症状加重，平卧休息后症状缓解或消失。以左侧发病为多，亦可双侧发病或单发于右侧。

　　精索静脉发生曲张的原因：一是本身存在"先天不足"，精索内静脉管壁的解剖特点使之容易发生血流障碍；如静脉瓣膜发育不良或完全缺损，血管壁弹性差，静脉周围结缔组织薄弱，长期使静脉血液回流不畅或受阻而曲张；二是后天不良因素影响，如体力劳动或体育锻炼时用力过猛，长时间的行走、站立或过度疲劳等，从而诱发静脉曲张。

　　对于无症状或症状轻的精索静脉曲张患者，使用阴囊托带或穿紧身内裤即可；症状较重或影响生育者可进行手术治疗。通常采用腹股沟切口，做高位结扎精索内静脉，并切除阴囊内部分扩张的静脉。20 世纪 90 年代开始的腹腔镜下一侧或双侧精索内静脉高位结扎，手术创伤小，疗效好，恢复快。

　　可从以下几方面预防精索静脉曲张：

　　（1）参加体力劳动或体育锻炼要量力而行，勿长时间负重，避免长时间站立或行走，以免腹压增高、阴囊牵拉、会阴静脉回流受阻。

　　（2）多吃新鲜蔬菜、水果，忌饮酒和辛辣刺激性食物，坚持每天定时排便，防止粪便积聚压迫左精索静脉。

　　（3）讲究睡姿，睡觉时取右侧卧位，下肢略弯曲，以减少被褥对阴囊的压迫，有利于精索静脉血液回流。

90. 不射精是怎么回事？

　　不射精症是指阴茎能正常勃起和性交，但是不能射出精液，或是在其他情况下可射出精液，而在阴道内不射精，因此无法达到性高潮和获得性快感的病症。

　　根据患者平时有无遗精和通过自慰刺激能否射精，可将不射精症分为功能性不射精和器质性不射精。

功能性不射精指平时有遗精或自慰刺激能有精液排出，最常见的原因为精神心理因素，如思想压力大、性生活环境不佳等。夫妻双方缺乏必要的性知识，不知道如何性交，也可导致不射精症。另外性疲劳或射精衰竭性交或自慰过频容易造成脊髓射精中枢功能紊乱及射精阈值改变，也可能引发不射精。

器质性不射精指在任何情况下都没有精液排出，病因广泛，包括神经系统病变与损伤（如大脑侧叶病变、脊髓损伤等）、医源性因素（如胸腰交感神经切除术、腹膜后淋巴结清扫术导致神经损伤）、泌尿生殖系统局部病变（如精阜肥大、包茎或伴有包皮口狭窄的包皮过长、阴茎外伤、硬结、瘢痕、纤维化、严重尿道下裂等）、内分泌异常（糖尿病、垂体功能低下、甲状腺功能亢进症等）及药物性因素（抗高血压药、镇静安定药物或肾上腺素阻滞药等），以及长期酗酒或吸食毒品，都会诱发不射精。

治疗不射精症主要分为心理及性教育治疗、性行为治疗、药物治疗、物理治疗（机械或电刺激诱发射精）、手术治疗以及中医治疗等方法。对于有明确病因引起者，及时治疗原发病是治疗的首要因素。

91. 包皮垢突然多怎么办?

包皮垢是包皮的皮脂腺分泌皮脂，而有包皮过长或包茎的男性，由于包皮始终包裹着阴茎头，使得包皮腺体分泌的皮脂长期堆积在包皮下，就会形成一层白色物质，称为包皮垢。引起包皮垢的原因有：

（1）包皮龟头炎：由于包皮过长的存在感染了葡萄

球菌，链球菌，大肠埃希菌，白色念珠菌、衣原体、支原体、滴虫、真菌、淋病双球菌或其他细菌，引起包皮龟头炎症，导致男性有包皮垢。

（2）不注重私处清洁：这是导致男性包皮垢的又一原因。生活中，男性为了预防生殖系统疾病，也应该养成经常清洗下身的习惯。具体的操作方法是洗澡时，用手把包皮退到龟头后，将积聚的污垢、皮脂清除。如不做包皮手术，单纯清洗是不能阻止炎症感染的。

包皮垢是一种化学性致癌物质，不少实验证实，它具有强烈的致癌作用。减少包皮垢产生的方法包括：注意个人卫生，经常清洗包皮。一般用清水清洗就可以了，最好不用洗涤剂，因为对包皮有刺激性；如包茎要及时治疗，必要时作包皮环切术；尽量选择宽松舒适的纯棉内裤；在包皮垢的长期刺激下，包皮龟头有可能出现红肿、痛痒等症状，一旦出现这种症状应及时到医院泌尿科检查治疗。

92. 龟头红肿怎么办？

龟头红肿指龟头或者包皮表面水肿、充血，渐渐地，可见尿道口周围发红并出现创面、糜烂，并可发展成浅表的溃疡。严重者还会有乏力、低热、腹股沟淋巴结肿大及压痛。引起龟头红肿的最常见原因是包皮龟头炎。

包皮龟头炎是指包皮内板与阴茎头的炎症。正常包皮腔内分泌一种类脂物质，在包皮过长或包茎时，此类物质可积聚成包皮垢刺激包皮和阴茎头引起包皮龟头炎。本病亦可由细菌、真菌感染或药物过敏引起。

应该经常清洗包皮和阴茎头，保持包皮腔内清洁和干燥。平时应注意养成良好的卫生习惯，对包皮过长或包茎（包皮不能翻转）者行包皮环切术等都有很好的预防作用。若该病一旦发现，在患处将包皮翻转用高锰酸钾液浸泡清洗，适当应用抗生素，多在数天内治愈；若较严重则需在医生指导下进行有效治疗。

93. 精液颜色异常是怎么回事？

男性正常的精液呈半透明蛋清样乳白色，如果是因为男性禁欲时间较长，在恢复性生活时，就会出现精液发黄的情况。排精时间相隔太久，精液中的成分就会发生生理性的变化，这就会使得精液发黄。而且此时的精液黏稠度比较高，这就让精液的活动能力受到了限制。这种情况下只要性生活恢复正常就没事了。

如果男性精液持续发黄，那可能就是真的有问题了，这是生殖系统感染所造成的，最常见的疾病就是前列腺炎和精囊炎，精子畸形也是可能造成精液发黄的原因之一。如果出现精液持续发黄，还是去医院鉴别一下稳妥些。

精液发红可能是由于服用了某些药物或血精症。血精症是男科和泌尿外科常见疾病，指精液中存在血液。精液输送途径的各个部位、组织病变均可引起血精，但主要来源于精囊、前列腺和后尿道。血精可分为功能性和器质性。功能性血精是男性在达到性高潮时的收缩和射精完毕后的松弛性改变，使精囊腺的压力急速变化，囊壁上的毛细血管受到损伤造成出血或毛细血管通透性改变而渗血。血精的诊断根据病史、全身检查、泌尿系和生殖系检查来确定。诊断时注意排除性伴侣出血的可能。

94. 喝可乐真的杀精吗?

2008 年的"搞笑诺贝尔奖"的"化学奖"被授予一项大家十分关心的研究: 可乐究竟能否杀精。从此, 喝可乐能杀死精子的概念深入人心。然而, 喝可乐真的杀精吗?

1985 年, 美国哈佛医学院妇产科的莎莉医生和同事在体外混合精子和可乐, 检测存活精子数量, 得出可乐具有一定的杀精作用的结论; 1987 年, 台北荣民总医院的洪传岳等人则是检验了可乐存在下, 精子是否还具有跨膜迁移活性, 得出可乐不影响精子活性的结论。其实这两项结论完全相反的研究共同获得了 2008 年搞笑诺贝尔化学奖, 不过可乐杀精的说法一直流传了下来。

而在 2001—2006 年间, 丹麦医生詹森对 2554 名年轻男子的精子质量和咖啡因摄入情况进行了调查。结果发现, 每日饮用咖啡 (咖啡因总量低于 800 mg)、饮用可乐 (每天两瓶 500 ml 装) 压根不影响精子的数量、活力与形态。你真的每天都至少喝两瓶可乐或饮用至少 7 杯咖啡吗? 若不是的话, 那就无需为咖啡、可乐是否杀精的种种传言过分担忧了。对极少数"过分"饮用可乐或咖啡因的年轻人而言, 其中一些人确实存在精子质量下降的问题。詹森医生认为, 这些人不只是喝更多的可乐, 还有其他不健康的饮食习惯。换句话说, 喝"巨量"可乐, 只是不良饮食习惯的一个方面。因此, 并没有证据证明大量饮用可乐引起精子质量的下降。需要特别说明的是, 尽管这些巨量饮用可乐的人, 精子总数下降 30%, 但依然处于世界卫生组织所给出的正常精子总数范围内。

然而多喝可乐会导致骨质疏松是已经得到医学证实的, 所以还是不要喝太多的好。

95. 严重遗精怎么办?

遗精是在没有性生活时发生射精,常见于青少年男性,一般是正常生理现象。按照遗精发生时间,分为梦遗和滑精:发生于睡眠做梦过程时叫梦遗,发生在清醒时叫滑精。

频繁遗精,是指在没有手淫与性生活时频繁射精。青春期后的男性,每月正常的遗精次数为 1 ~ 2 次,倘若遗精次数频繁超过正常次数,几天发生一次或一个月内发生 4 ~ 5 次以上,或婚后男子有了规律的性生活仍发生频繁的遗精,另外还伴有腰困腿乏、精神萎靡、头晕眼花、失眠多梦,即为频繁遗精。

若出现比较严重的频繁遗精,首先注意的是不要为此而背上思想包袱。不必要的思想负担会给身体带来不良影响,反而会导致遗精次数增多,陷入"恶性循环"而不能自拔。其次保持正常的性生活频率,多参加有益的文体活动,驱散集中于性问题上的注意力。另外注意性器官卫生,经常清洁外生殖器,除去包皮垢,勤换洗内裤,不穿紧身衣裤。包皮过长较严重或包茎者建议手术治疗。

除此之外,调整睡眠习惯、适当服用安神与镇静药物、及时治疗泌尿生殖系统疾病或其他慢性疾病以及尝试一些先进仪器设备结合药物的综合治疗对频繁遗精也有一定的治疗功效。

96. 两侧睾丸不一样大是病吗?

生活中有不少男性都发现自己的两个"蛋蛋"(睾丸)不一样大,由于不好意思询问其男性的情况,因此不少人往往认为自己的两侧睾丸大小不一样是得了某种疾病，为了会不会影响男性功能及生育而担心不已。

其实，男性睾丸大小不一样是正常的。正常人两侧的睾丸并非完全相同，一般是右侧的睾丸要稍大一些，左侧的睾丸要稍微小一些，这并非是一种病态，也不会影响婚后的生活和生育。而且睾丸大小的差异只要在正常范围内，都不能代表性功能的强或弱。但是，如果睾丸体积过小（< 12 ml），则属于睾丸发育不良或睾丸萎缩，一般是由于隐睾症、精索静脉曲张或睾丸炎等导致。睾丸发育不良是一种病态，生精细胞受到影响，有可能会影响到生育功能，可以到医院通过精液化验查看精子数量及活力，以及检测血液中睾酮的含量让医生诊断睾丸功能是否正常。

有些人属于先天性一侧睾丸发育不良。其表现为一侧睾丸很小如幼儿型睾丸一般，而对侧的睾丸则会比一般正常人要稍微大一点儿，但这种情况一般不多见。另外，外伤容易引起睾丸供血障碍并导致睾丸萎缩，造成两侧睾丸大小的不同；腮腺炎病毒可以破坏睾丸的曲细精管上皮细胞，造成睾丸一侧萎缩，等等。应该说引起两侧睾丸大小出现明显差异的原因很多，但是一定要注意不可把阴囊内的其他疾病也认为是睾丸大小差异的病因，应分清病因以免误诊。

正常男性的睾丸，两侧虽然大小存在差异，但是其差别一般不是很大。如果近期内突然出现一侧睾丸明显增大的情况，一定要引起重视和警惕。如一侧睾丸明显增大的同时又伴有发热及局部疼痛，则有可能是附睾炎或者睾丸炎。如睾丸出现增大而无其他症状，则要警惕是否有睾丸肿瘤的可能，要及时到医院进行检查检测。另外，正常的睾丸质地较硬有韧性和弹性，如果是睾丸失去了弹性则要考虑是否是睾丸肿瘤或睾丸组织纤维化，而如果睾丸变得过软则有可能是睾丸组织出现损坏或病变。男性在日常生活中如果经常出现背部疼痛或下腹部隐痛，或出现睾丸肿大坠痛等情况，要及时就诊检查是否睾丸发生炎症等病变，尽量做好自我保护。

97. 阴茎弯曲需要治疗吗？

阴茎弯曲在医学称之为"阴茎海绵体白膜异常"，也就是阴茎某些部分白膜较多，把阴茎拉向另外一侧，譬如说，右边的海绵体白膜较多那么阴茎就会向左弯。

男性在日常生活中普遍忽视甚至忽略对"阴茎弯曲"这一男性普遍存在的症状的护理和保养，在性心理咨询中，为阴茎弯曲而苦恼的男子并不少见。其实，他们中大多数人属于生理性弯曲。因为阴茎内部由 3 根平行的长柱形海绵体组成，背侧并排的两根叫阴茎海绵体，另一根在腹侧，有尿道穿过，叫做尿道海绵体。

平时阴茎呈萎软状态，性兴奋时，海绵体组织内的血管窦肌放松，血液大量流入海绵窦内，流量达到一定程度时，会使包在阴茎海绵体外的一层富有弹性的白膜充分扩张，扩张时的状态就像打足了气的皮球呈坚硬的柱状体，并支撑着阴茎向上竖起。

其中起关键作用的是两个阴茎海绵体之间的弹力纤维，它们被牵拉到极点时，阴茎就呈完全挺立状态。由于尿道海绵体未相应充血扩张，故阴茎勃起时，一般都向下方微微弯曲，只有在充分勃起后才坚硬挺直。但在一般状态下，阴茎并不是完全勃起，只有在达到性高潮前的短暂几秒钟内，才会出现完全的勃起，略微有点弯曲或扭转亦属正常范围。

当然也有极少数是属于病态性弯曲，严重者可能影响患者性生活质量。治疗先天性阴茎弯曲以手术为主，尚无任何一种口服或注射的药物可用以治疗阴茎弯曲，百分之九十以上的患者经手术整形后可获得明显的改善。

98. 什么是异常勃起?

异常勃起是指在没有性欲的情况下阴茎处于持续勃起状态，阴茎持续勃起超过6小时也属于异常勃起。勃起时间较长后，阴茎会因组织缺血而疼痛，并且对生育也可能有影响。

约1/3的阴茎异常勃起是由于阴茎自身疾病导致的，而大部分病因尚不明确。可能造成阴茎异常勃起的疾病有：血栓栓塞性疾病（镰状细胞贫血，脂肪栓塞等）、神经性疾病（脊髓损伤和病变，脊柱狭窄等）、创伤（会阴或生殖器损伤等）、感染或中毒（痢疾、狂犬病等）、药物（抗抑郁药，α–肾上腺素阻滞剂，抗凝剂等）、全胃肠外营养、阴茎海绵体内注射血管活性剂等。

阴茎异常勃起是一种急症，应尽早尽快处理使阴茎恢复疲软状态，以恢复海绵体静脉回流。而阴茎异常勃起患者，往往不好意思立即去医院治疗，总希望能自行消退，常常拖延数日乃至数周才求医，往往使病情延误。异常勃起时间较长后，即使经过治疗，部分患者也丧失了勃起能力。所以发现阴茎异常勃起一定要及时前往正规医院治疗。